CES ÉMOTIONS QUI TUENT

COMPRENEZ LE LIEN ENTRE L'ESPRIT, L'ÂME ET LE CORPS,
LIEN QUI PEUT VOUS GUÉRIR OU VOUS DÉTRUIRE

Don Colbert, M.D.

CES ÉMOTIONS QUI TUENT
Édition originale publiée en anglais par Thomas Nelson Inc., Nashville, TN (É.-U.)
sous le titre : DEADLY EMOTIONS

Copyright © 2003, Don Colbert
Tous droits réservés
Copyright © Édition française, 2006 LES ÉDITIONS DU BON MAÎTRE

Tous droits réservés. La reproduction d'un extrait quelconque de ce livre, par quelque procédé que ce soit, tant électronique que mécanique, en particulier par photocopie et par microfilm, est interdite sans l'autorisation écrite de l'éditeur.

Le présent livre n'a nullement pour intention de prodiguer des conseils médicaux ou d'en substituer à ceux que vous donnent votre médecin personnel, ni de remplacer les traitements qu'il vous a prescrits. Les lecteurs sont priés de consulter leur propre médecin ou tout autre professionnel de la santé quant au traitement approprié à leurs problèmes de santé. L'auteur du présent livre et l'éditeur ne sont ni responsables, ni redevables, à l'endroit de toute personne ou entité en ce qui a trait à toute conséquence qui pourrait découler de tout traitement, de toute action et de toute application proposés dans ce livre, application liée à la médecine, aux suppléments alimentaires et aux herbes. Tout lecteur qui prend des médicaments sur ordonnance doit consulter son médecin et ne pas leur substituer des suppléments nutritionnels sans être étroitement suivi par un médecin.

Afin de protéger la vie privée des patients de l'auteur, les noms de personnes, de lieux et d'organismes sont fictifs, toute ressemblance étant purement accidentelle, sauf dans les cas où autorisation a été obtenue.

Tous les versets cités proviennent de la Nouvelle édition de la Bible, version Louis Segond revue en 1975. Copyright © La Société biblique de Genève. Tous droits réservés.

LES ÉDITIONS DU BON MAÎTRE
214, rue St-Jacques
Montebello (Québec) Canada
J0V 1L0
Tél. : (819) 423-5604
Site Web : www.lemieuxetre.com

Traduction : Annie et Claude Charbonneau
Révision : Caroline Charland
Infographie : Richard Ouellette, Infographiste

Dépôt légal – 2006
Bibliothèque nationale du Québec
Bibliothèque nationale du Canada
ISBN – 2-923535-00-6
      978- 2-923535-00-6

Imprimé au Canada / Imprimé sur papier entièrement recyclé.

À ma femme Mary, ma compagne de vie.
Un grand merci pour ta précieuse perspicacité,
pour ta participation dans tout ce que je fais,
et pour ton amour et ton appui constants.
Tu es tout simplement formidable !

Merci également à mes parents qui
m'ont accompagné dans les premières années de ma vie
et qui ont su m'entourer de leur sagesse et de leur amour.
Je vous remercie de m'avoir aidé à découvrir
mes propres « émotions » et à les maîtriser.
Je vous en serai éternellement reconnaissant.

AVANT-PROPOS

Le Dr Don Colbert, l'un des hommes les plus remarquables que je connaisse, est un excellent médecin, mais il est bien plus encore : il croit fermement en Jésus-Christ et compte parmi ses disciples, il connaît la médecine et aussi le Seigneur, et surtout, il comprend les gens. Il comprend que Dieu a créé l'homme comme une *entité* : corps, âme, esprit et émotions.

Le message de base du Dr Colbert en est un que nous avons tous besoin d'entendre, particulièrement dans la communauté chrétienne : ce que nous ressentons émotionnellement détermine fréquemment LA FAÇON dont nous nous sentons physiquement.

Au fil des ans, j'ai discuté avec des centaines de personnes, je leur ai prodigué des conseils et je suis tout à fait conscient des conséquences dévastatrices du « mal-aise » qui peut exister dans le cœur de l'homme. Ce « mal-aise » consiste en un inconfort émotionnel et spirituel. Il s'agit d'un désordre de l'âme que l'on associe fréquemment à des doutes accablants, à des souvenirs douloureux, à un stress nocif, à une rancune envers autrui et à des péchés non pardonnés. Aujourd'hui, littéralement, des millions de personnes sont atteintes d'un « mal-aise » ou d'un autre.

J'en suis venu à la conclusion que le « mal-aise » semble être la cause de la maladie. Comment le corps peut-il être complètement sain lorsque l'âme, le cœur et l'esprit ne le sont pas ?

Le « mal-aise » de l'âme et de l'esprit n'est pas responsable de toutes les maladies, mais d'un bon nombre d'entre elles. Nous devons reconnaître cette vérité si nous voulons dominer les émotions qui nous causent du tort, jusqu'à détruire, dans certains cas, les entités que nous sommes.

En tant que médecin, le Dr Colbert aborde ce sujet d'un point de vue légèrement différent de celui d'un pasteur ou d'un conseiller spirituel. Comme la plupart des médecins, il commence par poser un diagnostic. Il est pénible d'accepter un diagnostic, particulièrement si ses implications sont potentiellement graves. Certaines personnes acceptent difficilement le fait que le corps et l'esprit sont liés. D'ailleurs, il peut être décourageant, déprimant et même terriblement démoralisant d'apprendre que nous devons assumer une certaine responsabilité pour notre intégralité, plutôt qu'essayer de la conférer à un virus, à une bactérie ou à une prédisposition génétique. Même s'il est difficile d'y faire face, un diagnostic précis et complet est essentiel si une personne et son médecin veulent se rendre à la source du problème afin d'y remédier.

La première partie de ce livre du Dr Colbert est un diagnostic, tandis que la seconde est une ordonnance accompagnée de l'espoir d'une approche positive, grâce à laquelle vous pourrez améliorer votre état de santé et mener une vie saine et heureuse. Le Dr Colbert défie chacun d'entre nous de prendre de sérieuses décisions et de choisir de penser et de ressentir différemment, de pardonner, d'aimer, et en tout temps, de faire confiance à Dieu qui nous a créés et qui désire nous guérir.

Je vous encourage vivement à lire ce livre en entier et à le prendre à cœur. Suivez sans tarder les conseils qu'y donne le Dr Colbert car, grâce à eux, vous pourriez vivre plus longtemps et améliorer votre qualité de vie. Ce livre pourrait même vous sauver la vie.

N'oubliez jamais que Dieu souhaite votre *plénitude*. Jésus répétait sans cesse:

«Je le veux, soit *guéri.*» La plénitude comporte *tout* ce qui fait de nous des êtres humains, et cela inclut notre âme et nos émotions, ainsi que notre esprit et notre corps, alors que nous soumettons notre volonté à celle de Dieu.

Recherchez la plénitude. Demandez-la à Dieu et poursuivez-la diligemment.

Ce que vous cherchez… selon la Bible, vous le trouverez.

Ce que vous demandez à Dieu… selon la Bible, il a promis de vous l'accorder.

Ce que vous désirez obtenir à force de diligence… selon la Bible, vous l'obtiendrez.

Bill Bright
Fondateur de Campus Crusade for Christ International

INTRODUCTION

Est-ce que plus personne n'est heureux ?

Récemment, ma femme Mary et moi avons dîné avec Clark, étoile montante dans le domaine de la médecine et ami de longue date. Bel homme riche et fort amusant, Clark rêve de se marier depuis presque vingt ans. Comme Mary et moi sommes d'avis qu'il doit susciter l'intérêt de la plupart des femmes, j'ai demandé à Clark pourquoi il n'avait pas encore trouvé de compagne ; sa réponse m'a surpris.

Il nous a raconté qu'il a bien eu plusieurs petites amies, mais que toutes ses relations semblent se terminer de la même façon. « Toutes les femmes que je rencontre ne traînent pas un simple bagage affectif, mais une *cargaison* ! » a-t-il dit.

Clark, qui aime rire et profiter pleinement de la vie, semble entretenir constamment des relations avec des femmes qui vivent des émotions extrêmement toxiques, notamment le ressentiment, l'amertume (fréquemment à la suite d'un divorce), l'anxiété et la peur (dues à des expériences passées), la dépression, le deuil, la mélancolie et le désespoir. Après nous avoir raconté plusieurs de ses expériences, levant les bras au-dessus de ses boucles noires, Clark s'est exclamé d'une voie grave : « Est-ce que plus personne n'est heureux ? » Voilà toute une question !

Plus tard dans la soirée, Mary et moi avons tenté de dresser une liste de gens qui, selon nous, sont véritablement heureux ; la liste s'est avérée pitoyablement courte.

Chaque année, aux États-Unis du moins, les gens consomment cinq milliards de tranquillisants, autant de barbituriques, trois milliards d'amphétamines et seize mille tonnes d'aspirine[1]. Et cela n'est tout au plus que la pointe de l'iceberg des médicaments et des substances telles que l'alcool, la nicotine et divers autres stimulants consommés, d'année en année, pour tenter de faire face à des émotions toxiques et au stress qui en résulte.

Malheureusement, nous n'arrivons pas à endiguer la vague au moyen de ces médicaments et de ces traitements. Certaines études permettent de penser qu'un nombre croissant de maladies contemporaines sont liées à une épidémie d'émotions fatales au sein de notre culture. Malgré des décennies de recherche et de traitements innovateurs ciblés, de plus en plus de gens sont atteints de maladies du cœur, d'hypertension, d'accidents vasculaires cérébraux, de cancers, d'ulcères, de maladies de la peau et de maux de tête. Nous avons enregistré très peu de progrès en ce qui concerne la définition de la *source* de la maladie ou de sa prévention.

DÉCHARGER LA CARGAISON

Depuis des années, je travaille avec des milliers de patients atteints, selon leur médecin, d'une maladie incurable comme le cancer en stade avancé, et avec des personnes qui ont subi de graves crises cardiaques. Le médecin de premier recours de bon nombre de ces gens leur a annoncé qu'il ne leur restait que trois à six mois à vivre. Pour la plupart, c'est ce diagnostic ou leur crise cardiaque qui les a poussés à s'occuper non seulement de leur santé physique, mais aussi de leur santé émotionnelle et de leurs relations.

Sans exception, ces patients commencent par consacrer moins de temps et d'énergie aux questions émotionnelles qui les font souffrir. Ils choisissent plutôt de se pencher sur ce qui importe vraiment dans leur vie: Dieu, l'amour de la famille, le pardon et les autres aspects de leur vie qui leur apportent une grande paix et un bonheur certain. L'idée de ne pas en avoir pour longtemps incite à préciser ses véritables valeurs.

Pourquoi faut-il souffrir avant de commencer à rechercher une véritable santé émotionnelle et une paix intérieure ? Il existe sûrement un meilleur moyen d'y parvenir !

En parlant à ces patients, j'en suis venu à la conclusion que bon nombre de personnes semblent mener leur vie un peu comme elles abordent les montagnes russes au parc d'attractions : elles acceptent de subir leur vie. Elles bouclent leur ceinture et, avec une volonté inflexible, tiennent bon dans les hauts, les bas et les moments aussi bien exaltants que terrifiants. Elles ne se rendent même pas compte du stress qu'elles intériorisent. Plus le manège dure, plus elles s'habituent au sentiment d'avoir des nœuds dans l'estomac et à la tension qu'elles ressentent dans le cou. De même, plus une personne voit sa vie comme un manège de stress inévitable, plus elle s'habitue à se nourrir de Maalox ou de Prozac, jusqu'à ce que les sentiments de déception, de douleur, d'inquiétude, de peur, de colère, d'amertume, de ressentiment et de différents degrés de mélancolie lui semblent normaux.

Nous semblons avoir oublié qu'il est *possible* de vivre autrement, sans attendre qu'un médecin nous annonce solennellement que nos jours sont comptés.

J'ignore si vous réagissez comme moi, mais lorsque le manège s'arrête, j'ai les genoux qui tremblent un peu, particulièrement s'il s'agit de montagnes russes dernier cri, à haute vitesse et en boucles, qui comportent une descente à pic, descente qui met en jeu la force de gravité et qui déclenche dans le corps un stress important.

Les hauts et les bas émotionnels peuvent également nous rendre vulnérables, incertains, instables, tendus, faibles et incapables de bien fonctionner. Alors que ces variations extrêmes ébralent notre santé physique et psychologique, il arrive donc fréquemment que nous manquions d'énergie et de force physique et spirituelle.

Les faits médicaux semblent augmenter chaque année :

- L'esprit et le corps sont liés. Ce que vous ressentez émotionnellement peut déterminer ce que vous ressentez physiquement.
- Certaines émotions libèrent dans le corps des hormones qui, à leur tour, peuvent déclencher l'évolution d'un bon nombre de maladies.
- Des chercheurs ont établi un lient direct et scientifique entre les émotions et l'hypertension, les maladies cardiovasculaires et celles liées au système immunitaire. D'après les recherches, on peut conclure sans contredit que les émotions peuvent être la source d'infections, d'allergies et de maladies auto-immunes.
- Plus précisément, grâce à la recherche, on a pu établir un lien entre les émotions telles que la dépression et un risque accru de cancer et de maladie du cœur. On a découvert que les émotions comme l'anxiété et la peur sont directement liées aux palpitations, au prolapsus valvulaire mitral, au syndrome du côlon irritable, aux maux de tête de tension et à d'autres maladies.

A-t-on de bonnes nouvelles à nous annoncer malgré ce sombre horizon ?
Absolument !
Heureusement, vous pouvez largement contribuer à l'élimination de ces émotions toxiques qui alimentent des maladies mortelles et pénibles, de même qu'à l'amélioration de votre santé physique, en ménageant d'abord et avant tout votre santé émotionnelle.
Notre message en est un d'encouragement. Il est *tout à fait* possible d'être vraiment *heureux*, sans avoir recours à des produits chimiques, à des médicaments ou à des substances psychotropes.

Il est *tout à fait* possible de prévenir un bon nombre de maladies redoutables en soignant d'abord notre santé émotionnelle.

Il est *tout à fait* possible de jouir d'une vie passionnante, exempte de douleur et de maladie, tant au niveau du corps, de l'âme que de l'esprit.

Première partie

LE DIAGNOSTIC

COMPRENDRE LES ÉMOTIONS NOCIVES

Chapitre I

CE QUE VOUS RESSENTEZ ÉMOTIONNELLEMENT DÉTERMINE LA FAÇON DONT VOUS VOUS SENTEZ PHYSIQUEMENT

Un jour, une de mes amies, en bonne santé, je le précise d'emblée, m'a dit ceci :

« Lorsque mon mari m'a quittée, j'avais le cœur brisé. J'avais prononcé mes vœux de mariage en toute sincérité et j'étais prête à endurer n'importe quoi, ou presque, pour le meilleur et pour le pire, dans la maladie et la santé, l'abondance et la disette. Je n'aurais jamais cru que dès les deux premières années de notre mariage, simultanément, ma situation se serait aggravée, je me serais appauvrie et mon mari serait tombé émotionnellement malade.

« Peu de temps après le départ le départ de Todd, a-t-elle poursuivi, Ellen m'a rendu visite et m'a dit une chose qui m'a semblé étrange : "Prends bien soin de ta santé, Jess, fais ce qu'il faut pour ne pas tomber malade."

« À cette époque, d'autres personnes m'avaient suggéré de suivre une thérapie, de prier davantage, de rire plus souvent, de sortir plus fréquemment avec mes amis, de me joindre à quelque club ou de m'occuper autrement, de façon à calmer mon chagrin. Ellen, quant à elle, m'a parlé de ma santé physique et cela m'a surprise.

« Je lui ai demandé ce qu'elle voulait dire par là. "Je sais que tu fais ce que tu dois faire sur le plan mental et émotionnel, m'a-t-elle répondu, mais continue de faire de l'exercice, assure-toi de bien te reposer et mange sainement. Tu dois prendre des forces et retrouver ton énergie."

« Je devais admettre qu'elle avait peut-être raison. Au cours des semaines qui ont suivi le divorce, je dormais beaucoup, plus que d'habitude et peut-être même plus que nécessaire. Je semblais ne plus avoir la force et l'énergie dont j'avais joui seulement quelques mois auparavant. "Pourquoi me dis-tu cela ? lui ai-je demandé avec insistance. Que sais-tu que je devrais savoir ?" Ellen m'a dit : "Jess, je connais beaucoup de gens qui sont tombés malades à la suite d'un divorce." Sachant qu'elle est infirmière, je lui ai demandé s'il s'agissait de patients qu'elle avait connu à l'hôpital ? "Et aussi au salon funéraire, m'a-t-elle répondu. En effet, je connais une bonne vingtaine de personnes qui, deux à cinq ans après leur divorce, ont souffert d'une maladie très grave. Au moins neuf d'entre elles sont décédées."

« Ellen avait réussi à capter mon attention, a conclu mon amie Jess. Ce jour-là, j'ai décidé que j'allais faire tout mon possible pour cesser de m'apitoyer sur mon sort, prendre des forces et retrouver mon énergie. J'ai entrepris un programme sérieux d'exercices, j'ai commencé à manger sainement et j'ai pris le temps de me reposer et de m'amuser avec mes amis. Je me suis également inscrite à un bon programme de renouveau spirituel. Non seulement je ne suis pas tombée malade, mais je suis devenue plus forte, pleine d'énergie et plus productive que je l'avais été avant mon mariage. »

Jess formulait ainsi ce qu'un grand nombre de médecins savent instinctivement. Nous, les médecins, soignons souvent des patients qui vivent des expériences émotionnellement dévastatrices, telles que le divorce, la faillite ou la mort d'un enfant. Ces patients ont des crises cardiaques, des récurrences de cancer, des maladies auto-immunes ou des problèmes invalidants sérieux.

Par contre, en tant que médecins, la plupart d'entre nous avons appris qu'il faut séparer les émotions de la maladie physique ; les émotions sont... émotionnelles, disons, alors que les maladies sont strictement physiques.

Cependant, de plus en plus fréquemment, nous devons accepter le fait que le *corps* n'arrive pas à différencier le stress causé par des facteurs physiques de celui que provoquent des facteurs émotionnels. Le stress, quel qu'il soit, reste du stress, et les conséquences d'un excès ignoré de celui-ci sont les mêmes, peu importe les facteurs à la source de cette accumulation.

Comment s'est passée votre journée d'hier ?

J'ai récemment demandé à un patient de me décrire, pas seulement ce qu'il avait fait la veille, mais *qui* lui avait dit quoi et *qui* lui avait fait quoi ou encore avait fait quoi en sa compagnie.

En proie à des migraines chroniques, Ben m'a consulté surtout parce qu'il venait tout juste d'apprendre qu'il risquait fort d'être candidat à de graves maladies cardiovasculaires. Son médecin de premier recours lui avait dit qu'il était « une crise cardiaque à retardement ».

Voici un résumé de ce que Ben m'a raconté :

- En route vers le travail, il avait été coincé dans un embouteillage ; il était arrivé en retard pour une réunion importante, bien qu'il ait quitté la maison plus tôt que d'habitude.
- En route vers la maison, il avait de nouveau été pris dans un embouteillage. Sa femme était contrariée car, à l'arrivée de Ben, le repas qu'elle avait préparé était froid.
- Au volant de sa voiture, il avait écouté une émission-débat à la radio qui mettait en vedette des gens particulièrement en colère ou prédisposés à la dispute.

- Il avait ouvert son courrier et trouvé un avis de fonds insuffisants lié au compte chèques de sa fille de niveau collégial et deux états de compte de carte de crédit concernant des sommes qu'il croyait avoir payées.
- Son fils adolescent était rentré à la maison, maussade et grognon. Ben avait fini par se rendre compte qu'il avait oublié, une fois de plus, la partie de baseball de ce dernier à laquelle il lui avait promis d'assister. L'ado avait réussi un coup de circuit, mais ne semblait pas vouloir en raconter les détails.
- Sa fille de dix ans avait refusé de faire ses devoirs. En ramassant une pile de papiers qu'elle avait laissés sur la table de la cuisine, Ben avait remarqué qu'elle avait obtenu un « D » à deux de ses examens d'orthographe.
- Un commis lui avait remis une somme inexacte et avait refusé de l'avouer.
- Il avait attendu intuitilement pendant quinze minutes dans la file destinée aux personnes qui achètent « dix articles au plus » ; la caisse enregistreuse était tombée en panne... et les autres files étaient encore plus longues.
- Sa femme était épuisée, ayant eu au cours de la journée des ennuis de voiture, un entretien désagréable avec l'entraîneur de soccer de leur fille et une tonne de vêtements à laver afin que leur fils ait un uniforme propre à porter à la partie du lendemain.
- Il avait allumé la télévision dans le but de se détendre, mais il y avait vu des reportages sur un tueur en série qui errait dans la ville, sur l'arrestation d'un politicien de comté corrompu et sur une autre perte à Wall Street qui, évidemment, aurait des répercussions négatives sur son fonds de retraite.

- L'enfant des voisins ne semblait pas pouvoir s'exercer au saxophone sans jouer de fausses notes et Ben ne voulait en aucun cas, une fois de plus, engager la discussion avec le père de l'enfant qui refusait de fermer la fenêtre de la chambre de ce dernier.

Lorsque Ben eut terminé sa litanie de «la veille», je me suis rendu compte que j'étais moi-même plus tendu que je ne l'étais avant qu'il n'entre dans mon bureau. Je ne pouvais qu'imaginer la tension qui s'était accumulée en lui au cours d'une telle journée.
 « Était-ce une journée normale ? » lui ai-je demandé.
 « Oui, m'a-t-il répondu. La journée a été bonne. En fait, c'était plutôt mieux que d'habitude. »
 « Vous ne vous sentez pas tendu ? » ai-je poursuivi.
 « Bien sûr, a-t-il répliqué, mais n'est-ce pas le cas de tout le monde ? »
 « Non, mais presque. Notre objectif, c'est de vous aider à vous différencier des autres. »

Malheureusement, Ben *représente effectivement* la norme dans notre culture. Selon l'American Institute of Stress, entre 75 et 90 p. 100 des gens consultent un médecin de premier recours pour des *problèmes liés au stress*[1] qui, d'un point de vue médical, sont souvent traités de façon très superficielle.

ENTRE 75 ET 90 P. 100 DES GENS CONSULTENT UN MÉDECIN DE PREMIER RECOURS POUR DES PROBLÈMES LIÉS AU STRESS.

DÉSHERBER LA RACINE

La plupart d'entre nous avons accompli notre part des tâches du samedi matin, telles que tondre le gazon ou désherber. Nous avons appris qu'il n'est pas avantageux de couper la tête d'un pissenlit ou d'un massif de mauvaises herbes, car celles-ci repoussent de plus belle.

Souvent, lorsque vient le temps de traiter certains symptômes physiques, nous leur coupons tout simplement la tête. Nous cherchons à soulager la douleur ou le mal d'estomac dans l'immédiat, mais le problème persiste. Nous prenons de nouveau des pilules ou des médicaments sous forme de liquide ou de poudre... et le problème revient. Nous y allons d'une autre ronde... et ainsi de suite, semaine après semaine, mois après mois et année après année.

C'est là l'approche habituelle. Le stress a tendance à se manifester tout d'abord sous forme de maux de tête de tension, de troubles du tube digestif (estomac et intestins) et d'éruptions cutanées. Bien sûr, ces problèmes ne font que contribuer au stress.

Si nous ne traitons pas la cause principale de ce phénomène, les symptômes peuvent devenir chroniques, faisant place à d'autres symptômes plus graves encore, notamment l'insomnie, la perte ou au contraire la prise de poids, les douleurs musculaires, particulièrement les maux de dos et de jambes, la léthargie générale ou l'épuisement, la pensée floue, l'apathie et le manque de volonté ou d'ambition. On tend généralement à prendre d'autres pilules, à essayer un nouveau régime, à se lancer dans un programme d'exercice que l'on abandonne quelques jours plus tard et à se reprocher, non seulement de ne pas se maintenir en forme et en bonne santé, mais d'être incapable de suivre un bon programme axé sur la santé. Entre temps, on ne fait qu'augmenter son niveau de stress.

Si nous continuons à en ignorer la cause principale, ses symptômes peuvent carrément entraîner la maladie, soit le type d'affection qui nécessite une chirurgie, de la chimiothérapie, de la radiothérapie, des médicaments puissants et d'autres protocoles thérapeutiques rigoureux. Évidemment, chacun de ces traitements représente une autre source de stress ! Le diagnostic d'une maladie qui change ou qui raccourcit une vie l'est également.

Nous vivons un stress après l'autre et, pendant ce temps, notre corps est incapable d'en déterminer la source. Voici quelques exemples :

- Les disputes et les critiques insignifiantes qui ont mené à de graves désaccords matrimoniaux.
- L'inhalation continuelle de produits chimiques toxiques à l'usine.
- Les cauchemars de plus en plus fréquents dus à de mauvais traitements vécus au cours de la petite enfance.
- L'inhalation ou l'ingestion de substances cancérigènes, au fil des ans.
- Les sentiments de frustration presque constants face à l'inefficacité et à la stupidité de presque toutes les personnes que l'on a occasion de croiser au cours d'une vie.
- Les décennies de consommation de viande froide chargées de produits chimiques, de graisses et d'huiles hydrogénées.
- Les souvenirs d'accidents horribles ou d'événements liés à la guerre.
- L'incapacité chronique de respecter les délais en raison d'un horaire surchargé et d'une charge de travail trop lourde.

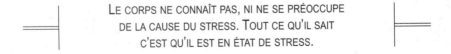

LE CORPS NE CONNAÎT PAS, NI NE SE PRÉOCCUPE DE LA CAUSE DU STRESS. TOUT CE QU'IL SAIT C'EST QU'IL EST EN ÉTAT DE STRESS.

Non. Le corps ne connaît pas, ni ne se préoccupe de la *cause* du stress. Tout ce qu'il sait, c'est qu'il est en état de stress.

CES ÉMOTIONS QUI TUENT

DU STRESS, ENCORE DU STRESS

Le *stress* est une tension, une pression ou un effort mental ou physique. J'aime la version suivante de la définition du stress élaborée par les chercheurs et auteurs dans ce domaine, Doc Childre et Howard Martin :

> Le stress, c'est la réaction du corps et de l'esprit face à toute pression qui perturbe leur équilibre normal. Il se manifeste lorsque notre perception des événements ne correspond pas à nos attentes *et que nous n'arrivons pas à gérer notre réaction à la déception*. Le stress, cette réaction non gérée, consiste en une résistance, une tension, un effort ou une frustration qui entraîne un déséquilibre physiologique et psychologique qui nous déstabilise. Si notre équilibre est perturbé pendant un long moment, le stress peut devenir invalidant. Surchargés, nous dépérissons, nous nous renfermons sur nous-mêmes et finissons par tomber malades [2].

Les réactions au stress sont une façon pour le corps de traiter et de libérer les émotions et les éléments physiques négatifs.

Candace Pert, PhD, pionnière en recherche sur le stress, a dit ce qui suit : « Au début de ma carrière de chercheuse, je présumais, tout simplement, que nous imaginions nos émotions. Maintenant, je crois qu'il s'agit véritablement d'éléments corporels [3]. »

Personne ne vit une émotion uniquement dans son « cœur » ou dans son « esprit ». Au contraire, l'émotion se manifeste sous forme de réactions chimiques qui se produisent dans le *corps* et dans le *cerveau*. Ces réactions chimiques surviennent aux niveaux des organes, notamment l'estomac, le cœur, les grands muscles, et ainsi de suite, mais aussi au niveau des *cellules*.

LE LIEN SCIENTIFIQUE SE RENFORCE

Au fil des ans, grâce aux études scientifiques qui associent les émotions à la maladie, on a produit un nombre remarquable de documents de recherche lesquels concluent que *ce que* nous ressentons comme des émotions influe directement sur *la façon* dont nous nous sentons physiquement. Permettez-moi de vous communiquer quelques faits saillants de la recherche effectuée au cours des quinze dernières années :

- Dans une étude échelonnée sur dix ans, on a remarqué que les personnes incapables de gérer leur stress émotionnel affichaient un taux de mortalité de 40 p. 100 supérieur aux personnes qui n'en éprouvaient pas[4].

- D'après une étude de la Harvard Medical School menée sur 1623 survivants d'une crise cardiaque, on a conclu que la colère causée par les conflits émotionnels doublait les risques d'une crise cardiaque subséquente, comparativement aux risques encourus par les gens calmes[5].

- Pendant vingt ans, les chercheurs de la Harvard School of Public Health ont mené une étude qui portait sur plus de 1700 hommes d'un certain âge, grâce à laquelle on a pu observé que les hommes qui s'inquiétaient de leur condition sociale, de leur santé et de leurs finances personnelles couraient nettement plus de risque d'être atteints d'insuffisance coronaire[6].

- Grâce à une étude portant sur 202 femmes de professions libérales, on s'est rendu compte que la tension qui résultait de leur carrière et de leur engagement personnel envers leur conjoint, leurs enfants et leurs amis constituait chez elles un danger de maladies de cœur[7].

- Grâce à une étude internationale portant sur 2829 personnes âgées de cinquante-cinq à quatre-vingt cinq ans, on a pu noter que celles qui jouissaient d'une meilleure « maîtrise », d'un sentiment de contrôle face aux événements de la vie, couraient presque 60 p. 100 moins de risque de mourir d'un problème cardiaque que celles qui se sentaient plutôt impuissantes face aux défis de la vie[8].
- Selon une étude des maladies du cœur effectuée à la clinique Mayo, le stress psychologique constitue le meilleur moyen de prédire les problèmes cardiaques, dont la mort cardiaque, l'arrêt cardiaque et la crise cardiaque[9].

Et de quelle façon les émotions se manifestent-elles sur le plan physique ? C'est là notre prochain sujet.

Chapitre 2

DES ÉMOTIONS NOCIVES AUX MALADIES MORTELLES

« Pourquoi ai-je contracté cette maladie ? a demandé Jim d'un ton inquisiteur. Pourquoi ? Vous, les médecins qui semblez si savants, dites-moi pourquoi j'ai contracté cette maladie ! »

La première fois qu'ils me consultent, la plupart de mes patients sont plus peinés que fâchés. Jim, lui, était carrément en colère.

« Ce diagnostic vous met en colère, n'est-ce pas ? lui ai-je demandé. Vous êtes fâché d'être atteint de cette maladie, c'est bien cela ? »

« Bien sûr ! s'est-il écrié. Je me suis toujours efforcé de vivre de façon exemplaire. J'ai travaillé fort, j'ai été fidèle à ma femme et j'ai cherché à être une bonne personne. Je ne mérite pas d'être malade. »

« Croyez-vous que la vie vous ait traité aussi bien que vous l'avez traitée ? »

« Pas du tout ! Depuis mon enfance, ma vie est jonchée d'adversités, c'est un problème après l'autre. J'ai enfin décidé d'apprendre à les surmonter au lieu de m'y heurter. Un obstacle se présente… Jim le surmonte… un autre obstacle… une autre solution. J'ai mérité une partie de ce que j'ai récolté, mais croyez-moi docteur, la *plupart* des ennuis que j'ai eus ne dépendaient pas de moi. Maintenant, voilà un obstacle que Jim ne pourra peut-être pas surmonter. »

Jim et moi avons discuté pendant presque une heure. Il avait été avocat pendant trente-huit ans et, comme la plupart des personnes de cette profession, il cherchait quelqu'un sur qui jeter la faute, pas nécessairement en vue de le poursuivre en justice, mais quelqu'un ou quelque chose qui lui permettrait de qualifier et de définir l'ennemi. Il importait à son sens de justice de pouvoir faire appel à un défendeur dans le but de le rendre responsable de l'atteinte à sa santé.

« Jim, je crois que vous devez examiner les émotions que vous *ressentez* face aux obstacles et aux problèmes qui se sont présentés au cours de votre vie », lui ai-je finalement dit. Nous avons encore discuté un peu et soudainement Jim s'est levé et a lancé la chose suivante : « Quoi ? Vous dites que je suis peut-être responsable de cette maladie ? Laissez-moi vous dire, docteur, que je ne crois pas aux émotions. Je n'en ai que très peu et celles que j'ai, j'ai appris à ne pas les montrer. »

« C'est pourtant ce que vous faites en ce moment, ai-je répondu. Enfin, Jim, voulez-vous guérir ? Voulez-vous véritablement vaincre cet obstacle, vivre et être en mesure d'en franchir un autre ? »

Jim est retombé sur sa chaise. « Oui, a-t-il répondu calmement. Je le veux. Je ne suis pas encore prêt à baisser les bras. Mais avant de me conseiller, dites-moi pourquoi vous croyez que les émotions ont joué un rôle quant à ma maladie. »

J'ai pu ainsi répondre à la question suivante : Comment les émotions peuvent-elles engendrer une maladie physique ?

Comment les émotions se transforment en maladies

Nous pouvons résumer en un mot le lien de communication de base qui existe entre ce que nous pensons au niveau du cerveau et ce que nous vivons au niveau des cellules, les *neuropeptides*.

Maintenant, avant de vous inquiéter et de supposer que je vais vous bombarder de tout un charabia médical, laissez-moi vous assurer que je vais vous décrire, au moyen de termes très simples, le processus physique selon lequel les émotions «se transforment» en maladies. Ceux d'entre vous qui sont médecins ou chercheurs en médecine peuvent trouver cette explication beaucoup trop simpliste, mais j'invoque votre patience.

Candace Pert, chercheuse en matière de stress, a prouvé qu'un certain type de nos cellules immunitaires, les *monocytes*, présentent en surface de minuscules molécules nommées *neurorécepteurs*, de même taille que les neuropeptides, dont sont pourvus tous les monocytes.

Le cerveau produit les neuropeptides, qui sont des chaînes d'acides aminés, et les transporte le long des cellules nerveuses. Chacun de ces neuropeptides correspond à une cellule du corps dans lequel il se niche, à la façon d'une clé dans la serrure. Madame Pert les considère comme «des parties de cerveau qui circulent dans le corps[1]». Le cerveau «parle» aux cellules immunitaires du corps, et vice versa, grâce à ces messagers appelés neuropeptides[2]. Si pour votre cerveau certaines perceptions physiques équivalent à de la colère, de la peur et de la dépression, le message qu'il envoie fait rapidement le tour de chacune de vos cellules immunitaires.

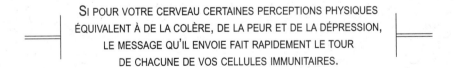

Non seulement les cellules et le cerveau communiquent-ils, mais les cellules du corps sont également dotées d'une certaine mémoire. Par exemple, des milliers de personnes ont suivi le progrès enregistré par le célèbre acteur Christopher Reeve. Victime d'une chute à cheval qui l'avait laissé paralysé voilà plusieurs années, il avait suivi une physiothérapie intense au cours de laquelle des thérapeutes manipulaient ses jambes et ses bras, les contraignant à effectuer des mouvements normaux pour des personnes autonomes. Les vieilles cellules de ces muscles, de ces nerfs et de ces tissus étant mortes et régénérées, les nouvelles cellules ne semblaient pas se souvenir de la paralysie, mais plutôt du mouvement exercé sur les cellules mortes. Elles semblaient vouloir être mues. La mémoire de la façon dont ces cellules, ces tissus, ces nerfs et ces muscles *auraient dû* se mouvoir était passée d'un ensemble de cellules que l'on manipulait à un autre qui attendait d'être manipulé. La mémoire ne réside donc pas dans le cerveau, mais dans les cellules du corps.

Les réactions au stress au niveau cellulaire sont intenses et engendrent des répercussions considérables. La peur, par exemple, déclenche plus de mille quatre cents réactions au stress connues, physiques et chimiques, et active plus de trente différents neurotransmetteurs et hormones [3].

Dans les années 1920, le Dr Walter Cannon, physiologue, fut le premier à décrire ce qu'il appelait la *réaction combat ou fuite* dans le cadre de la réaction au stress. Bon nombre de personnes considèrent le Dr Cannon comme le grand-père de la recherche sur le stress. En mai 1936, il a rédigé un article intitulé « The Role of Emotion in Disease (Le rôle de l'émotion sur la maladie) » qui a été publié dans le journal *Annals of Internal Medicine*. Le Dr Cannon y expliquait que lorsque nous nous sentons sérieusement menacés, la peur qui en résulte engendre d'importants changements physiologiques, et qu'une grande frayeur signale au corps la nécessité de combattre ou de fuir [4].

Un système complet de réactions physiques comprend principalement les hormones appelées adrénaline et noradrénaline, deux hormones qui ont un effet significatif sur le système nerveux autonome pendant les périodes de stress intense.

Lors d'un événement angoissant, le cerveau perçoit le stress et réagit en libérant des hormones précises produites par l'hypothalamus, l'hypophyse et les glandes surrénales. De plus, les glandes surrénales libèrent de l'épinéphrine (ou adrénaline) et les nerfs sympathiques encore davantage. Comme ces derniers se retrouvent partout dans le corps, jusque dans les organes et les tissus, lorsqu'ils sont stimulés, notre rythme cardiaque augmente, notre côlon s'active (ce qui peut causer la diarrhée), nous nous mettons à transpirer, nos bronches se dilatent, laissant passer plus d'oxygène, et ainsi de suite.

Maintenir l'équilibre des hormones

Les hormones sont équilibrées avec précision. Mais alors qu'une bonne quantité d'hormones, quelles qu'elles soient, a des effets positifs, en quantité trop élevée ou trop faible, les hormones peuvent avoir des effets négatifs.

Le Dr Hans Selye, endocrinologue, fut l'un des premiers chercheurs à lier le stress émotionnel à la maladie. Selon lui, la peur, la colère et les autres émotions liées au stress causent l'hypertrophie (le gonflement) des glandes surrénales en raison d'une surstimulation de l'hypophyse. Autrement dit, en présence d'un niveau de stress trop élevé, l'hypophyse produit un *surplus* d'hormones[5].

Nous avons tous entendu des histoires comme celle de la petite vieille dame qui réussit à soulever une voiture pour secourir un enfant, ou celle du soldat déchaîné qui réussit à conquérir, à lui seul, tout un bataillon. Lorsque notre niveau de stress est élevé, cette montée d'adrénaline peut nous donner une force physique incroyable.

> BON NOMBRE DE GENS QUI AIMENT LE FORT TAUX DE STRESS LIÉ AUX ACTIVITÉS DE LEUR PROFESSION PEUVENT DÉVELOPPER UNE DÉPENDANCE AU STRESS ; EN FAIT, IL S'AGIT PLUTÔT DE DÉPENDANCE À LEUR PROPRE ADRÉNALINE.

LE CARACTÈRE COMPLEXE DE L'ADRÉNALINE

L'adrénaline est une hormone de stress qui procure un sentiment d'euphorie aussi puissant que celui causé par une drogue quelconque. Avec un niveau d'adrénaline élevé, on peut se sentir *très bien*. Puisque l'adrénaline rend dynamique, nous avons alors besoin de moins de sommeil et nous sommes portés à jouir de la vie en général. Bon nombre de gens qui aiment le fort taux de stress lié aux activités de leur profession peuvent développer une dépendance au stress; en fait, il s'agit plutôt de dépendance à leur propre adrénaline. Les cadres supérieurs qui gravissent les échelons de leur entreprise, les avocats qui défendent leurs clients en salle d'audience et les médecins de salles d'urgence qui traitent traumatisme après traumatisme ont tous avoué leur dépendance à l'adrénaline[6].

Hormone puissante, l'adrénaline a des effets physiques considérables. Grâce à elle, nous parvenons à mieux nous concentrer, notre vision s'améliore, nos muscles se contractent, prêts à lutter ou à fuir, et notre tension artérielle et notre rythme cardiaque augmentent, même si nos vaisseaux sanguins se contractent. Lorsque le corps libère de l'adrénaline, le système digestif cesse de fonctionner, le sang ne se rendant plus au tube digestif, mais aux muscles.

Lorsque le stress est de courte durée, un petit surplus d'adrénaline fait plus de bien que de tort. Par exemple, face à un pit-bull agressif ou lors de l'assaut soudain d'une personne furieuse, il est probable que le corps réagisse au danger et au stress perçus en libérant un surplus d'adrénaline et de cortisol. Puis s'installent la fatigue et le besoin de se reposer. La plupart d'entre nous savons qu'à la suite d'une rencontre particulièrement désagréable ou troublante, nous nous sentons épuisés et devons nous reposer.

Rappelez-vous que le corps perçoit également comme un besoin d'adrénaline et de cortisol une querelle avec un conjoint ou un adolescent, ou une réaction de colère causée par un conducteur qui vous fait une queue de poisson. Comme je l'ai dit précédemment, le corps ne discerne pas la *cause* du besoin d'un léger surplus d'hormones. Il perçoit le danger ou les difficultés et réagit rapidement.

Dans des conditions normales, ce cycle d'adrénaline-cortisol et d'épuisement-repos, en réponse au stress à court terme, est généralement inoffensif. D'ailleurs, il peut même vous sauver la vie, en vous permettant par exemple de lutter contre un pit-bull agressif ou de vous sauver rapidement.

Le stress à long terme, par contre, peut entraîner une libération presque continue des hormones du stress. Par exemple, si une personne refoule un sentiment de colère envers son conjoint ou son enfant pendant des années, son niveau d'adrénaline peut devenir excessif. Ou encore, si elle travaille pour un patron ou sous un système qui la font se sentir contiuellement impuissante ou abusée, cette personne peut presque constamment ressentir de la colère ou avoir l'impression d'être en danger. Ce stress émotionnnel à long terme entraîne une libération constante d'adrénaline et de cortisol dans le sang, ce qui est très nocif.

Un niveau élevé d'adrénaline à long terme peut entraîner l'accélération du rythme cardiaque et l'augmentation de la tension artérielle de façon permanente, et c'est très mauvais.

Au fil des ans, un niveau élevé d'adrénaline peut également engendrer une hausse des triglycérides, qui sont des corps gras présents dans le sang, et une hausse de la glycémie. Cela est aussi nocif !

De plus, un niveau important d'adrénaline, d'une année à l'autre, peut engendrer une coagulation trop rapide du sang (une cause des plaques lipidiques), une stimulation exagérée de la thyroïde, ainsi qu'une production accrue de cholestérol. Au fil du temps, tous ces effets peuvent être fatals.

Qu'en est-il d'un niveau excessif de cortisol ?

J'ai mentionné que le corps libère non seulement de l'adrénaline, mais également une hormone appelée « cortisol ».

Un niveau élevé de cortisol pendant des années entraîne une hausse des taux de glycémie et d'insuline qui se stabilisent à des niveaux élevés. Il peut en être de même des taux de cholestérol et de triglycérides. Par ailleurs, un excès de cortisol peut aussi engendrer un gain et une rétention de poids, particulièrement au niveau de l'abdomen.

De surcroît, il peut priver les os du calcium, du magnésium et du potassium qui leur sont essentiels, les rendant plus fragiles, et provoquer une rétention de sodium (sel), ce qui entraîne une hausse de la tension artérielle.

Un niveau de cortisol en permanence trop élevé peut être la cause de nombreux problèmes :

- Un système immunitaire affaibli. On a associé une réaction immunitaire anormale à bon nombre de maladies [7].
- Une utilisation réduite du glucose, facteur important du diabète et du contrôle du poids [8].
- Un affaiblissement des os, ce qui mène à l'ostéoporose [9].
- Une réduction de la masse musculaire et un ralentissement de la croissance et de la régénération de la peau, tous deux directement liés à la force musculaire, au contrôle du poids et au processus de vieillissement en général [10].
- Une accumulation accrue de la graisse [11].
- Des troubles de mémoire et d'apprentissage et la destruction des cellules du cerveau [12].

Trop, et pendant trop longtemps

Si l'on n'y prête pas attention, la libération perpétuelle des hormones du stress, l'adrénaline et le cortisol, peut brûler le corps un peu comme l'acide brûle le métal. Même plusieurs heures après un incident à l'origine d'un stress immédiat, le niveau de ces hormones peut demeurer élevé et poursuivre son effet dévastateur.

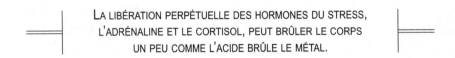

LA LIBÉRATION PERPÉTUELLE DES HORMONES DU STRESS, L'ADRÉNALINE ET LE CORTISOL, PEUT BRÛLER LE CORPS UN PEU COMME L'ACIDE BRÛLE LE MÉTAL.

Lorsque le stress émotionnel à long terme persiste et atteint un niveau *chronique*, les effets de la production continuelle de ces hormones deviennent encore plus destructeurs. C'est à ce moment-là que les émotions toxiques deviennent des émotions *qui tuent*. Le corps commence à «s'infliger des lésions». En effet, ce puissant «cocktail» permanent cause des lésions aux tissus et aux organes et peut entraîner des maladies de toutes sortes.

Malheureusement, en Amérique du Nord, c'est de plus en plus jeunes que nous empruntons la voie du stress. Dans son livre intitulé *The Pleasure Prescription*, Paul Pearsall prétend que les jeunes d'aujourd'hui sont stressés avant même de commencer leur vie. Il raconte une discussion qu'il a eue avec l'un de ses étudiants de niveau collégial :

> «De deux choses l'une, soit je suis fatigué et je m'ennuie, soit je suis angoissé et épuisé, m'a dit l'un des plus brillants étudiants de ma classe de psychologie. Je ne fonctionne qu'à deux vitesses, lentement et à fond de train, et je crois avoir démoli mon mécanisme d'embrayage. Ce qui m'inquiète particulièrement, c'est que plus rien ne semble m'émerveiller. Je ne suis jamais très enthousiaste ni très triste. De plus, il

est très rare que je rie de bon cœur et longuement ou que je pleure un bon coup. Je joue la comédie, mais sans éprouver la moindre émotion… il me semble. J'ai visité Disneyland et Disney World, j'ai fait du ski nautique et du saut à l'élastique, j'ai fait l'amour avec passion, je me suis défoncé et j'ai pris de la drogue. Rien ne m'excite, ni ne me déplaît. Je n'ai que 19 ans et je me sens en crise de jeunesse [13]. »

Pearsall a fini par conclure que plusieurs de ses étudiants présentaient les symptômes classiques d'épuisement et de fatigue extrême dus au stress de troisième degré. Il a écrit ce qui suit : « Ils se présentent en classe l'air fatigué, ils toussent, ils éternuent et ils souffrent de toutes sortes d'infections allant du rhume chronique à la mononucléose. Lorsque je leur demande de me parler de leurs loisirs, ils me répondent habituellement qu'ils "flânent". Lorsque je leur demande ce qu'ils entendent par là, ils me répondent qu'ils "flânent en attendant qu'il se passe quelque chose d'excitant" [14]. »

Dans notre culture, lorsqu'un jeune atteint l'âge adulte, il a vu plus de soixante-dix mille meurtres simulés à la télévision [15]. Le cerveau d'un enfant ne peut pas différencier un meurtre simulé d'un meurtre véritable ; le cerveau perçoit le danger et y réagit. Nous savons tous ce que nous ressentons lorsque nous regardons un film particulièrement terrifiant ou chargé de suspense ; notre corps libère alors momentanément de l'adrénaline. Cela peut également se produire si nous prenons une boulette de charpie pour une araignée. Le corps libère de l'adrénaline, même si nous n'avons fait qu'imaginer la présence de l'araignée. Il en est de même lorsqu'un enfant est témoin d'événements pouvant entraîner la mort. Il y a stimulation, même si l'événement n'a pas *réellement* lieu.

La recherche du *plaisir* grâce à une stimulation externe peut mener à une dépendance au stress aussi rapidement que le font des messages effroyables ou macabres. Le corps intériorise en tant que stress la stimulation associée à la nouvelle perception et les hormones du stress finissent par agir comme toute autre drogue, créant un sentiment d'euphorie naturel en réponse à la nouvelle expérience. C'est ce sentiment agréable engendré par les hormones qui fait que les événements nous semblent palpitants ou excitants.

Un besoin continu de ce sentiment d'euphorie créé par les hormones produit ce que certains appellent une *réaction urgente*, qui est un état de dépendance aux neurohormones du stress. C'est ce qui se produit lorsqu'une personne cherche continuellement à vivre quelque chose de nouveau, d'inhabituel, d'innovateur ou qui stimule les sens. Elle vit une expérience dramatique après une autre et finit par considérer cette surstimulation comme normale, et tout ce qui ne lui donne pas ce sentiment d'euphorie dû aux hormones la déçoit et l'ennuie.

L'adrénaline finit par créer une dépendance. Tout comme l'alcoolique a besoin d'alcool, une personne qui a développé une dépendance physique et psychologique à l'adrénaline a besoin de sa dose régulière. Et tout comme les autres dépendances aux produits chimiques, la dépendance à l'adrénaline est dévastatrice. Une personne en état de dépendance qui n'a plus sa dose d'adrénaline présente habituellement des symptômes aigus de sevrage.

Deux principes clés liés au stress

Il faut bien comprendre que le corps perçoit le stress créé par de bonnes expériences de la même façon qu'il perçoit le stress engendré par des expériences négatives. Nous devons également reconnaître les principes suivants :

Principe n° 1 : Il existe différentes formes de stress.
   Certains états émotionnels sont beaucoup plus nocifs que d'autres. Une joie comme une peine extrêmes génèrent toutes

deux un stress physique. Toutefois, un chagrin intense est beaucoup plus nocif qu'une joie intense. Notre corps est doté d'une sorte d'indicateur de stress. Les émotions les plus dommageables sont la fureur, la rancune, la dépression, la colère, l'inquiétude, la frustration, la peur, le chagrin et la culpabilité.

Principe n° 2 : Nous devons apprendre à éliminer le stress.
Il nous faut également comprendre que le niveau d'hormones du stress s'élève lorsqu'une personne ne peut éviter d'y réagir. Une réaction au stress n'est bénéfique que si elle ne dure qu'une courte période ; une réaction chronique au stress est *toujours* négative à long terme.

Chapitre 3

MAÎTRISEZ LES HORMONES DU STRESS !

Je n'oublierai jamais ce que m'a dit, un jour, un professeur de psychiatrie de la faculté de médecine. Dermatologue pendant un certain nombre d'années, il avait traité d'innombrables patients atteints de psoriasis. À un moment donné, je lui ai demandé pourquoi il avait décidé d'abandonner la dermatologie pour entreprendre des études en psychiatrie. Il m'a répondu que son travail de dermatologue lui avait permis de conclure que, en réalité, de nombreuses personnes souffrant de psoriasis et d'eczéma « évacuent leur tristesse par la peau ». Autrement dit, pour une raison quelconque, elles n'arrivent pas à pleurer ouvertement, même si elles vivent des événements qui le justifieraient. Leur tristesse s'évacue par la peau et se manifeste par des éruptions douloureuses ou irritantes.

Grâce à la recherche, on a pu établir que le stress stimule le psoriasis de même que l'eczéma, problème que l'on a d'ailleurs surnommé « ébullition » de la peau, et que le stress ne fait qu'aggraver.

Si votre corps pouvait parler, il vous dirait sans doute, par l'entremise d'une maladie de la peau : « Je ne peux plus supporter ces émotions angoissantes ! »

Bien que je ne sois pas dermatologue, je vous conseille de prêter attention lorsque votre peau se met à « pleurer ». En tant que médecin, je vous incite fortement à apprendre à maîtriser votre stress.

Quelle est votre perception ?

Le stress correspond moins aux événements et aux expériences qu'à notre *perception* des circonstances de notre vie. Notre niveau de stress dépend de ce que nous *croyons*. Permettez-moi d'expliquer davantage.

Les facteurs de stress ne sont pas les mêmes pour tout le monde. En effet, alors qu'une personne peut organiser un dîner pour quarante personnes sans difficulté, prenant plaisir à s'occuper de tous les aspects de l'organisation et à accueillir les invités, une autre personne peut être prise d'une panique totale à l'idée de recevoir six personnes à un petit dîner entre amis.

Le simple fait d'organiser un dîner, est-ce là un facteur de stress ? Non. Est-il préjudiciable d'inviter ce nombre précis de personnes ou d'organiser un grand dîner ou un dîner entre amis ? Non.

Le fait que l'événement constitue ou ne constitue pas un facteur de stress dépend de la *perception* qu'a chaque personne de l'importance et des conséquences de l'événement, ainsi que de l'effort qu'elle doit y consacrer.

Récemment, quelqu'un m'a dit ceci : « Je ne comprends pas. Le vendredi, je me réveille totalement épuisé et je passe la journée à anticiper la fin de semaine. Le soir arrivé, je m'étends dans mon lit en me réjouissant du fait que que je n'aurai pas à me lever tôt le lendemain matin pour me rendre au travail. Toutefois, le samedi matin, je me réveille *plus tôt* que je ne le fais les jours de travail. Je fais des tas de choses à la maison, je fais des courses et, parfois, je prends le temps de boire mon café du matin en compagnie d'un ami. En fin d'après-midi, je vais au cinéma et je dîne avec des copains. À la fin de la journée, j'ai accompli autant, sinon plus, qu'en une journée de travail. Je me démène autant, je parle à autant de personnes, j'exécute autant sinon plus de tâches et je ne me sens pas du tout fatigué. Pourquoi donc ? »

Voici ce que je lui ai répondu : « Tout est question de perception. Vous percevez le lundi, le mardi, le mercredi, le jeudi et le vendredi comme des *jours de travail*, synonymes d'efforts, de responsabilités, d'un horaire très chargé, d'une concentration intense et de toutes sortes d'autres sources de stress. Par contre, vous percevez le samedi comme un jour de loisirs où vous pouvez vous amuser, voir des amis, faire des courses et jouer au "maître du logis". Ce que vous croyez et ce que vous percevez déterminent votre niveau de stress dont dépend la fatigue que vous ressentez à la fin de la journée. »

Un jour, un joueur de football professionnel m'a raconté qu'il pouvait jouer une partie importante sans éprouver le moindre stress. Il était courbaturé à la fin de la partie, mais ne se sentait pas particulièrement fatigué. Par contre, une heure passée à payer des factures l'épuisait au point qu'il devait se reposer. Est-ce que le fait de payer des factures est un facteur de stress plus important qu'une partie de football ? Non. Cet homme percevait le football comme une activité agréable et enthousiasmante, alors qu'il considérait le règlement des factures comme ennuyant et difficile. Sa perception de chacune de ces activités déterminait le niveau de stress correspondant.

En matière de stress, ce que l'on *croit* est fondamental.

Les Drs Thomas Holmes et Richard Rahe, psychiatres new-yorkais, comptent parmi les chercheurs qui ont observé que même les expériences et les événements positifs et souhaités, tels que le mariage ou la naissance d'un enfant, peuvent causer un certain niveau de stress[1]. Comment cela se fait-il ? Tout dépend de ce que nous *croyons* de l'événement heureux.

Pensez-y un instant. Aviez-vous les mains qui tremblaient au moment de votre mariage, et quoi de vos genoux ? Aviez-vous la bouche sèche ? Aviez-vous les mains moites ?

Avez-vous éprouvé des réactions émotionnelles similaires la dernière fois qu'un agent de police vous a arrêté pour une infraction au code de la route ?

Nous avons tous entendu des histoires de personnes qui ont subi une crise cardiaque après avoir appris qu'elles avaient gagné à la loterie ou qu'un être cher, que l'on croyait décédé ou disparu depuis longtemps, revenait à la maison. Nous connaissons tous des histoires de personnes décédées au cours de rapports sexuels. Robert Sapolsky, chercheur en matière de stress, a écrit : « Comment des expériences heureuses peuvent-elles causer la mort au même titre qu'un chagrin soudain ? Sans aucun doute en raison de caractéristiques communes. Une forte colère et une joie débordante ont des répercussions différentes sur la physiologie de reproduction, sur la croissance ainsi que sur le système immunitaire, fort probablement. En revanche, ils ont des effets assez similaires sur le système cardiovasculaire [2]. »

Ce concept constitue le lien principal entre nos émotions et notre état physique.

LE DÉVELOPPEMENT DES HABITUDES MENTALES

Vous êtes-vous déjà réveillé en pensant à un événement passé particulièrement douloureux ? Par la suite, toute la matinée, vous sentiez-vous comme si cet événement avait eu lieu la veille ? Les rêves réveillent souvent des souvenirs du passé et le simple fait de se rappeler de vieilles souffrances entraîne un certain stress chez bon nombre de personnes.

À un niveau biochimique, notre cerveau ne distingue pas réellement un souvenir à court terme d'un souvenir à long terme. Une fois que l'idée du souvenir est transformée en code biochimique, notre corps réagit aux composés chimiques. Il ne sait absolument pas si l'événement a lieu actuellement ou s'il est survenu quinze ans auparavant. Le simple fait de penser à de graves souffrances émotionnelles passées peut entraîner la même réaction physique que si celles-ci avaient lieu dans le présent.

Qui plus est, au fil du temps, plus nous ressassons d'anciennes souffrances, plus les habitudes mentales que nous adoptons entraînent une réaction rapide au stress, chaque fois que nous laissons les émotions passées refaire surface. Le corps souffre chaque fois qu'on lui rappelle la perte d'un emploi, l'absence d'une promotion ou le sentiment de rejet que l'on éprouve lors d'un divorce, en fait, chaque fois que nous reviennent les souvenirs vifs de ces événements et les émotions qui en découlent.

Voilà pourquoi il n'est pas inhabituel de développer une maladie des mois, et même des années après une crise grave, comme par exemple un viol ou le décès d'un être cher.

Le lien est bien réel

Un certain nombre d'entre nous, dont des médecins, rejettent l'importance des maladies corps-esprit, maux psychosomatiques. Les médecins sont nombreux à avoir appris que de telles maladies n'existent pas vraiment... qu'elles ne sont qu'imaginaires. En vérité, elles existent bel et bien. On a beau commencer par les imaginer, les percevoir et même y croire, mais elles finissent par se transformer en de véritables maux physiques. Parlez-en à quiconque a souffert d'une maladie corps-esprit pendant des années et cette personne vous confirmera qu'il s'agit d'une maladie aussi pénible et inconfortable qu'une autre. Parfois même, ces maladies causent *plus* de douleur et de souffrance. Ne sous-estimez pas une maladie qui affecte simultanément l'esprit et le corps. De plus en plus, les résultats de la recherche médicale mettent en évidence le lien qui existe entre le corps et l'esprit en ce qui a trait à la *plupart* des maladies et des maux, et non seulement à quelques-uns d'entre eux.

Les maladies psychiatriques associées au stress à long terme comprennent les troubles d'anxiété généralisés, les crises de panique, le syndrome de stress post-traumatique, la dépression, les phobies, le trouble obsessionnel-compulsif, ainsi que d'autres maladies psychiatriques plus rares.

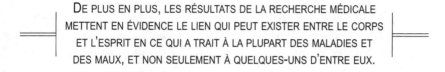

De plus en plus, les résultats de la recherche médicale mettent en évidence le lien qui peut exister entre le corps et l'esprit en ce qui a trait à la plupart des maladies et des maux, et non seulement à quelques-uns d'entre eux.

Le stress à long terme peut également se manifester sous forme de maladies et de maux *physiques*. Le stress chronique engendre des risques graves pour presque tous les organes. D'ailleurs, on a associé le stress chronique non traité à une longue liste de problèmes physiques :

- Les problèmes cardiaques et vasculaires

    L'hypertension
    Les palpitations
    L'arythmie
    Les étourdissements et le vertige
    Le prolapsus valvulaire mitral (perte du tonus de la valvule mitrale du cœur, ce qui peut causer une fuite au niveau de la valvule)
    La tachycardie auriculaire paroxystique (arythmie)
    Les contractions ventriculaires et auriculaires prématurées (rythme cardiaque irrégulier)

- Les problèmes gastrointestinaux

    Le reflux gastroœsophagien pathologique
    Les ulcères
    La gastrite

Les brûlures d'estomac
L'indigestion
La constipation
La diarrhée et l'irrégularité intestinale
Le syndrome du côlon irritable
La maladie intestinale inflammatoire (y compris la maladie de Crohn et la colite ulcéreuse)

- Les maux de tête

    Les migraines
    Les maux de tête dus à la tension

- Les maladies cutanées

    Le psoriasis
    L'eczéma
    L'urticaire
    L'acné

- Les problèmes liés à l'appareil génito-urinaire

    La prostatite chronique (infection de la prostate)
    Les infections aux levures chroniques et récidivantes
    L'envie fréquente d'uriner
    La perte d'appétit sexuel et l'impotence
    Les infections fréquentes du tractus urinaire
    Les niveaux plus faibles de progestérone et de testostérone

- Les douleurs et l'inflammation

    Les maux de dos chroniques
    La fybromyalgie
    Les syndromes de douleur chronique

La tendinite
   Le syndrome du canal carpien
   Les problèmes associés à l'ATM

- Les problèmes pulmonaires et respiratoires

   Les rhumes, les infections des sinus, les otites et les maux de gorge chroniques ou récidivants
   Les bronchites et les pneumonies chroniques et récidivantes
   L'asthme
   Les bronchospasmes
   L'essoufflement
   L'hyperventilation

- Le déficit immunitaire

   La fatigue chronique
   Les infections chroniques et récidivantes de tous types

Le déficit immunitaire causé par le stress prolongé peut se manifester de plusieurs autres façons. En effet, on l'a lié à des maladies telles que la mononucléose ou virus Epstein-Barr et le CMV (cytomégalovirus, type de virus), à des allergies alimentaires et environnementales, ainsi qu'à des maladies auto-immunes, notamment la polyarthrite rhumatoïde, le lupus, la maladie de Basedow et la sclérose en plaques. Grâce à la recherche médicale, on a pu établir que les personnes qui sont victimes de stress à long terme courent plus de risques de contracter une maladie virale ou bactérienne que celles qui arrivent à maîtriser leur stress. Leur corps est beaucoup plus à même de développer une infection causée par une bactérie, un virus, un parasite ou un champignon.

LE STRESS LIÉ À DES TROUBLES MÉDICAUX PARTICULIERS

Le lien avec le cancer

Les cellules « de destruction » naturelles du système immunitaire constituent le principal moyen de défense du corps contre le cancer, les virus, les bactéries et les champignons. Peu de gens savent que nous possédons tous des cellules cancéreuses. La plupart d'entre nous, cependant, jouissons d'un système immunitaire sain qui détruit ces cellules dangereuses de façon efficace et vigoureuse. Les cellules « de destruction » naturelles du système immunitaire attaquent les cellules cancéreuses avant qu'elles n'aient eu le temps de former une tumeur.

Par conséquent, le meilleur moyen de combattre le cancer consiste à conserver un système immunitaire fort et équilibré. Le stress peut néanmoins l'affaiblir.

Le lien avec les maladies auto-immunes

Nous sommes nombreux à vouloir renforcer notre système immunitaire, mais permettez-moi de mettre l'accent sur l'équilibre de ce dernier. Le cerveau régularise les réactions immunitaires et, lorsque cette fonction est altérée, il arrive que les réactions immunitaires ne soient plus tempérées (activation réduite des cellules « de destruction » naturelles), mais au contraire surstimulées. Dans ce cas, le système immunitaire travaille trop fort, comme si la pédale d'accélérateur était coincée et que le système fonctionnait sans cesse à haute vitesse, avec le résultat que ce dernier attaque non seulement les bactéries, les virus, les parasites, les champignons et les cellules cancéreuses, mais aussi les cellules saines. Au bout du compte, nous développons une maladie inflammatoire auto-immune, telle que la polyarthrite rhumatoïde ou le lupus.

Qu'est-ce qui perturbe l'influence régulatrice du cerveau lorsqu'il est question d'immunité ? Le stress chronique, en grande partie !

Le lien avec les allergies

On associe directement toute allergie au système immunitaire, notamment la rhinite allergique, les allergies alimentaires, les éruptions cutanées, l'eczéma et l'asthme. Essentiellement, le système immunitaire ne comprend plus ce qui se passe et il réagit à une substance fondamentalement inoffensive comme si elle était dangereuse. Un stress excessif peut être à l'origine d'une telle confusion. Le corps méprend les allergènes, notamment la poussière, la squame et la moisissure, pour des envahisseurs étrangers, et le système immunitaire passe à l'attaque : les cellules blanches (mastocytes) libèrent des histamines qui, en retour, créent des symptômes, tels que des éternuements, des démangeaisons oculaires, ainsi que la congestion et l'écoulement nasaux ; le corps s'efforce d'éliminer la substance irritante.

Si l'allergène se trouve dans un aliment ou un breuvage, le corps déclenche des réactions gastro-intestinales et cutanées pour tenter de se débarrasser de la substance irritante. Dans sa forme la plus sévère, cette réponse physique peut entraîner une réaction immunitaire de type I et même le décès. Des piqûres de guêpes ou d'abeilles, des médicaments, tels que les antibiotiques, et certains aliments comme les mollusques et les arachides, par exemple, peuvent causer ce genre de réaction intense.

Le lien avec les problèmes cutanés

Grâce à de nombreuses études, on a pu associer le stress, ainsi que d'autres facteurs psychologiques, au début et à l'aggravation des symptômes chez les patients atteints de psoriasis[3].

Nous pouvons comparer le psoriasis à un volcan qui entre en éruption à cause de la pression exercée par les forces cachées juste sous la surface de notre vie. Le corps rejette la peur, la frustration, la colère et autres émotions toxiques. Source de douleur et de démangeaisons, une éruption de psoriasis est un signe caractéristique de la révolte du corps contre le niveau de stress que subit une personne.

On a également bien documenté le lien qui existe entre l'acné et le stress. L'acné due au stress touche plus fréquemment les femmes d'un âge moyen qui gravissent les échelons de leur entreprise que les gens de tout autre groupe d'âge ou de niveau social. Cette affection touche souvent aussi les étudiants qui abordent leurs examens finaux, les gens qui assument un travail chargé de stress et ceux qui doivent mettre les bouchées doubles de façon à respecter leurs échéances [4].

Le psoriasis, l'eczéma et l'acné causés par le stress représentent de graves dangers qui viennent compliquer considérablement les réactions cutanées, causant des lésions de la peau (une sorte de perforation). Ces troubles, particulièrement s'ils sont en phase d'éruption, produisent de petites plaies cutanées ouvertes qui permettent aux organismes microscopiques de pénétrer le corps, ce qui peut facilement mener à l'infection. Les infections dues à des problèmes cutanés peuvent être très difficiles à soigner, mais il est rare qu'elles soient fatales. Selon les recherches effectuées au cours des cent dernières années, on a connu un certain nombre de cas mortels d'infections liées à des furoncles et à d'autres maladies cutanées, particulièrement en présence d'une plaie ouverte initiale sur la tête ou le visage. Dans de nombreux cas, le poison de l'infection s'était rendu directement au cerveau.

C'est ce qui se produit dans les cas où une brûlure du troisième degré cause des lésions à la couche protectrice de la peau. Toutes sortes d'organismes microscopiques peuvent alors s'introduire dans le corps. Il est donc extrêmement important de ne pas sous-estimer la gravité des éruptions cutanées.

Bien entendu, le stress peut se manifester au niveau de la peau autrement que par la maladie. Des signes révélateurs apparaissent habituellement sur le visage, sur le front et aux coins de la bouche. Ces rides demeurent présentes même lorsque la personne dort.

D'autres liens avec les maladies

Lorsque l'on souffre de stress chronique, on continue de serrer la mâchoire et de grincer des dents pendant la nuit. Bon nombre de personnes qui sont aux prises avec des problèmes d'ATM vivent un stress certain.

Au cours d'une étude de nature médicale, environ 80 p. 100 des gens atteints de sclérose en plaques ont signalé avoir vécu des événements dangereux et angoissants, sensiblement un an avant l'apparition de leur maladie. Cette statistique n'est que de 35 à 50 p. 100 dans le cas d'un groupe témoin composé de personnes ne souffrant pas de sclérose en plaques[5].

Bien que le stress ne soit pas un facteur reconnu de certaines maladies, grâce à certaines études, on a pu déterminer qu'il aggrave de façon importante la douleur ou la souffrance associée aux maladies auto-immunes, notamment la polyarthrite rhumatoïde, la sclérose en plaques, le psoriasis et la maladie de Basedow[6].

Une armoire plus que comble

Y a-t-il chez vous une armoire ou un placard où vous cachez des choses à la hâte, par exemple lorsque vous vous préparez à recevoir des invités ou que vous faites le ménage en vue d'une fête ? La plupart d'entre nous amassons du bric-à-brac dans des tiroirs ou des placards jusqu'à ce qu'il ne soit plus possible de les fermer.

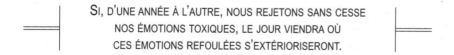

Si, d'une année à l'autre, nous rejetons sans cesse nos émotions toxiques, le jour viendra où ces émotions refoulées s'extérioriseront.

Nous faisons de même en ce qui concerne nos émotions. Si, d'une année à l'autre, nous rejetons sans cesse nos émotions toxiques, le jour *viendra* où ces émotions refoulées s'extérioriseront.

L'aboutissement d'une dépendance aux hormones du stress, quelle qu'elle soit, n'a rien d'agréable ni de jolie. Cela se termine par un mauvais état de santé caractérisé par un système immunitaire affaibli, des problèmes cardiaques et le vieillissement prématuré [7].

Le pouvoir de dépendance des hormones du stress

J'ai mentionné que l'adrénaline crée un sentiment d'euphorie aussi puissant que le fait la morphine et qu'elle a non seulement des répercussions chimiques assez similaires sur le corps, mais aussi les mêmes récepteurs.

Pour expliquer le fonctionnement des hormones du stress, imaginons que nous tenons une carotte devant le museau d'un âne. S'il réussit à l'attraper, il est déçu : la carotte ne correspond pas à ses attentes, mais il a trouvé stimulant le fait d'essayer de l'attraper. Les personnes qui éprouvent une dépendance aux hormones du stress sont sans cesse à la recherche de la carotte, ce qui les satisfait plus que la carotte elle-même. Elles cherchent tout simplement un nouvel objectif à atteindre.

Ces personnes connaissent souvent une carrière prospère, car elles s'efforcent toujours d'atteindre de nouveaux objectifs ou de relever de nouveaux défis qui leur procureront un sentiment d'euphorie émotionnel temporaire. Elles aiment la sensation que leur procure la poursuite d'une carrière, d'une habitude de vie, d'un objectif financier ou de quelque autre dessein.

Il peut être amusant, pendant un moment, de s'enthousiasmer lors d'un événement athlétique passionnant ou en regardant un film d'action. Toutefois, à intérioriser constamment l'enthousiasme, on s'épuise rapidement. N'oubliez jamais que le système nerveux, le cœur et bien d'autres organes réagissent pareillement au stress tant positif que négatif.

D'autres personnes ayant développé une dépendance aux hormones du stress n'ont pas d'objectifs. Elles semblent plutôt vivre une crise émotive presque constante et elles vont d'une catastrophe émotionnelle à une autre. Le contenu de leur marmite est toujours en ébullition. Elles entretiennent des relations conflictuelles et instables et cherchent sans cesse à manipuler et à contrôler. Vous êtes-vous déjà demandé pourquoi certaines personnes ne semblent pas parvenir à se détendre et sont constamment préoccupées par un problème ou une question ? Elles vivent peut-être des émotions fortes depuis si longtemps qu'elles ont développé une dépendance aux hormones du stress.

Je connais des familles qui vivent un état d'extrême nervosité depuis qu'elles ont appris que leur fille adolescente est enceinte... et que leur fils prend de la drogue. Le père semble toujours être en colère et la mère est constamment déprimée. Il est tout à fait possible qu'une famille entière éprouve un sentiment d'euphorie dû aux hormones du stress : le stress d'une personne alimente celui de chacun des autres membres de la famille, jusqu'à ce que tous aient développé une dépendance à leur adrénaline et à leur cortisol.

S'ATTAQUER À LA SOURCE DU STRESS

Si vous semblez toujours emprunter la voie rapide, vous avez fort probablement développé une dépendance à vos propres hormones du stress. Peut-être vous sentez-vous bien maintenant, alors que vous brûlez la chandelle par les deux bouts, mais rappelez-vous que ces deux bouts finiront par se rejoindre.

À la source d'une dépendance au stress, nous retrouvons le besoin d'un sentiment de bien-être, ou du moins, de mieux-être. Les gens qui vivent cette dépendance cherchent tellement à combler leur désir de bonheur émotionnel qu'ils finissent par devenir insensibles à ce qui leur importe davantage dans la vie. Vous apprendrez à aborder ce problème plus loin dans les chapitres qui portent sur le pardon, la pensée négative et l'amour.

Prenez un moment pour réfléchir à ce que vous désirez *réellement*. Il est fort probable qu'il ne s'agisse pas de possessions matérielles, de nouvelles expériences, d'euphorie due à des produits chimiques ou d'un quelconque autre besoin fréquemment associé à un style de vie trépidant. Je suis médecin en Floride et mes patients sont, pour la plupart, des personnes âgées. Très fréquemment, c'est à la fin de leur vie que les gens établissent leurs priorités et commencent à se préoccuper de ce qu'ils désirent vraiment :

- Être en paix avec Dieu
- Jouir de bonnes relations familiales et d'une excellente santé (caractérisée par de bons niveaux d'énergie et d'endurance)
- Goûter la tranquillité d'esprit
- Avoir de doux et simples plaisirs
- Passer du temps avec les amis
- Être animé d'une raison de vivre, habituellement caractérisée par le don de soi.

À cette étape de leur vie, les gens savent précisément ce qu'ils *ne veulent pas*, notamment se trouver en situation de dispute, d'abus ou d'agression, avoir un horaire d'engagements, d'obligations ou de responsabilités trop lourd, se sentir épuisés ou faibles, perdre l'intérêt pour la vie, se sentir apathiques ou manquer sérieusement d'ambition et d'objectifs, perdre leur raison d'être, ou vivre une vie dépourvue de spiritualité.

Pourquoi attendre le diagnostic d'une maladie terminale ou la vieillesse pour vivre comme vous l'entendez ? Pourquoi attendre de mener une vie qui vous comblerait sur le plan des émotions et de la santé, puisque vous la désirez si ardemment ?

Chapitre 4

LES SENTIMENTS LES PLUS NÉFASTES POUR VOTRE CŒUR

Voilà des années, un pasteur du nom de Karl est venu me voir. Pour traiter son hypertension, il prenait trois médicaments différents, tous apparamment inefficaces. Il avait consulté un certain nombre de médecins, mais aucun d'entre eux n'était parvenu à contrôler son problème des plus alarmants.

Karl souffrait d'une tension artérielle très irrégulière. En effet, elle pouvait soudainement, d'un niveau normal, atteindre des extrêmes : des niveaux systolique de 200 (moins de 140 étant la norme) et diastolique supérieur de 130 (l'idéal étant inférieur à 90).

Mon personnel et moi prenons toujours le temps de discuter avec nos patients, comme nous l'avons fait avec Karl, pour savoir si un événement émotionnel aurait pu déclencher leur maladie ou leurs troubles médicaux. À maintes reprises, nous avons constaté qu'il semble exister un lien direct entre un bouleversement émotionnel et la maladie. Dans d'autres cas, ce sont des facteurs physiques qui ont entraîné le problème, ou qui en font partie. Le patient n'étant pas obèse, nous n'arrivions pas à trouver la cause de son hypertension.

Lorsque j'ai parlé à Karl, je lui ai demandé s'il vivait des choses troublantes au moment où son médecin lui avait annoncé qu'il souffrait d'hypertension. Il m'a expliqué qu'il avait été remercié en tant que pasteur à la suite d'une scission profonde au sein de l'église où il exerçait son ministère. Il avait quitté son emploi très en colère contre ceux qui, selon lui, avaient pris le contrôle des activités ecclésiastiques.

Ce que Karl m'a raconté ne m'a pas étonné. J'ai appris, au fil du temps, que les pasteurs et les volontaires à temps plein d'organismes chrétiens ou de charité éprouvent souvent de la difficulté à pardonner à ceux qui, estiment-ils, les ont blessés ou ont dérapé spirituellement. Bon nombre d'entre eux sont des personnes très sensibles et compatissantes qui se sentent profondément blessées lorsqu'elles croient avoir été incorrectement jugées, injustement critiquées ou blâmées, ou encore faussement accusées. Au lieu de confier leur chagrin, ces personnes intériorisent leurs émotions et s'imprègnent de cette fusion de colère et d'animosité.

J'ai expliqué à Karl qu'il était nécessaire, d'un point de vue médical, de pardonner à ceux qui l'avaient blessé. Je ne m'attendais pas à ce qu'il se mette à bouillir de rage presque instantanément, tel un volcan en éruption. Il a crié tellement fort que tout le personnel l'a entendu.

Karl s'est répandu en récriminations ponctuées, de temps à autre, de fortes déclarations de haine envers ceux qui lui avaient « volé » son église et qui avaient « dénigré » son travail de pasteur. Lorsqu'il s'est finalement calmé, après avoir extériorisé ses émotions refoulées, vraisemblablement pour la première fois depuis qu'on l'avait exclus du pastorat plusieurs années auparavant, il m'a dit qu'il savait qu'il devait pardonner et qu'il croyait pouvoir enfin y arriver.

Karl s'est mis à absoudre les otages qu'il tenait emprisonnés dans son cœur depuis longtemps. Quinze minutes plus tard, sa tension artérielle qui affichait 220/130 à son arrivée, avait chuté à 160/100. Son visage, dont les traits s'étaient presque tordus en une grimace féroce qui semblait figée, s'était détendu, au point qu'on l'aurait pris pour un autre homme.

Mourir à quel prix?

L'animosité, la fureur et la colère font sans aucun doute partie des émotions toxiques à l'origine d'une forte réaction de stress. Nous employons souvent le terme *animosité* pour décrire un éventail d'émotions nocives. En principe, on définit l'animosité comme de l'antagonisme : l'inimitié, la malveillance et l'antipathie, entre autres [1]. Il s'agit d'un état continu et à long terme, en quelque sorte d'une vision permanente du monde.

Une personne hostile risque de se fâcher et de se sentir excessivement irritée par des circonstances que la plupart d'entre nous jugerions insignifiantes. Selon le Dr Robert Elliott, cardiologue, une personne hostile est comme un «réacteur puissant» qui gaspille l'énergie en en dépensant bien plus que ne le requiert la situation [2].

En 1980, à l'Université Duke, le Dr Redford Williams et ses collègues ont démontré qu'il existe un lien réel entre les résultats obtenus à un test de cinquante questions sur l'animosité et la gravité des maladies coronariennes.

Le test ayant servi à la recherche fait partie du MMPI (Minnesota Multiphasic Personality Inventory). Mis au point dans les années 1950, son usage est fort répandu. Toutefois, le Dr Williams y a apporté des améliorations, relevant trois catégories très précises de réactions hostiles : les attitudes, les émotions et le comportement.

Il a identifié le cynisme (mépris des intentions d'autrui) comme principale *attitude* hostile, la colère comme principale *émotion* hostile et l'agressivité comme principal *comportement* hostile.

Bien que l'agressivité se manifeste normalement sur le plan physique, nous ne lui accolerions pas forcément l'étiquette de violent. En fait, l'agressivité peut s'exprimer de façon subtile, en faisant mine de rien, en boudant ou en nous disputant.

Avant de faire passer le test, le Dr Williams avait demandé que l'on additionne tous les points liés à l'attitude, aux émotions et au comportement afin d'obtenir une mesure globale de l'animosité[3].

Bon nombre de personnes hostiles ne croient pas être en colère, cyniques ou agressives. Elles se disent plutôt «frustrées» ou «tendues». La frustration, toutefois, est très souvent une facette de la colère, tout comme l'impatience d'ailleurs.

À vrai dire, la plupart d'entre nous sommes plus en colère que nous ne le pensons. Dans notre société actuelle, un grand nombre de personnes ressentent une colère profonde. Environ 20 p. 100 de la population, soit une personne sur cinq, éprouve un niveau d'animosité suffisamment élevé pour nuire à sa santé, 20 p. 100 n'en ressent que très peu et le reste de la population se situe quelque part entre les deux[4].

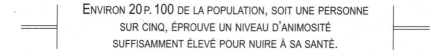

ENVIRON 20 P. 100 DE LA POPULATION, SOIT UNE PERSONNE SUR CINQ, ÉPROUVE UN NIVEAU D'ANIMOSITÉ SUFFISAMMENT ÉLEVÉ POUR NUIRE À SA SANTÉ.

La colère peut varier d'un léger mécontentement à une fureur meurtrière. Pour évaluer votre propre colère, je vous encourage à consulter la grille d'évaluation du niveau de colère (Annexe B). Si vous obtenez un résultat moyen ou élevé, vous devez passer à l'action; votre santé est à risque.

L'ANIMOSITÉ ET NOTRE CŒUR

L'animosité engendre indubitablement des réactions physiologiques du corps. En effet, le corps d'une personne hostile, comparativement à celle qui ne l'est pas, libère davantage d'adrénaline et de norépinéphrine dans le sang. En général, ces hormones augmentent la tension artérielle en resserrant les vaisseaux sanguins et en stimulant le rythme cardiaque, sans oublier un taux de cortisol élevé. Comme je l'ai dit plus tôt, trop de cortisol contribue à la rétention de sodium (le sel), ce qui aggrave le problème de tension artérielle. En grande quantité, le cortisol augmente les niveaux de triglycérides et de cholestérol, entraînant une agrégation des plaquettes (cellules sanguines sans noyau), et cela prédispose la personne qui en souffre aux maladies de cœur. Au fil des ans, si cette animosité devient partie prenante de l'identité émotionnelle de l'individu, son hypertension devient de plus en plus permanente.

La guerre, une des expériences de vie les plus stressantes, peut entraîner une libération importante d'hormones de réaction au stress. Grâce aux autopsies effectuées sur des soldats morts au cours de la guerre de Corée et de la guerre du Vietnam, on a pu établir que 70 p. 100 d'entre eux, âgés de vingt-cinq ans ou moins, étaient déjà atteints d'une certaine forme d'athérosclérose (sclérose artérielle). S'ils avaient survécu, le combat émotionnel qu'ils avaient connu aurait bien pu infliger autant de lésions à leur appareil cardiovasculaire que ne l'avait fait la guerre elle-même [5].

Les dommages causés par l'hypertension

Laissez-moi vous expliquer simplement et rapidement la raison pour laquelle l'hypertension est si nocive.

Les artères coronaires qui conduisent le sang au cœur sont probablement les artères les plus sollicitées du corps. À chaque battement de cœur, elles s'aplatissent, comme un boyau d'incendie inutilisé. Puis, d'un coup, elles sont envahies à pleine capacité par une grande quantité de sang, processus qui se répète plus de cent mille fois par jour.

Les hormones de réaction au stress affectent surtout les parois des artères, l'*endothélium*, qui sont formées d'une seule couche de cellules (cellules endothéliales) et qui ressemblent à l'intérieur d'un boyau d'arrosage. C'est une couche résistante, mais qui peut être endommagée par une pression exagérée sur la paroi vasculaire. Lorsque cela se produit, les globules blancs, le cholestérol et les plaquettes se précipitent pour réparer les dégâts. C'est ce « rapiéçage » qui est à l'origine de ce que l'on appelle les plaques d'athérosclérose, plaques que l'on retrouve souvent dans les artères coronaires qui acheminent le sang au cœur, qui lui ne cesse de battre. Des particules microscopiques de LDL (lipoprotéine de basse intensité), le « mauvais » cholestérol, peuvent également franchir la paroi des artères, où elles peuvent s'oxyder et entraîner la formation d'autres plaques.

Avec le temps, les fibres collagènes et les cellules musculaires lisses peuvent se rendre à cet endroit de remise en état et emprisonner la fibrine (protéine essentielle à la coagulation), le calcium et d'autres minéraux. Ces réactions engendrent l'épaississement de la paroi artérielle et finissent par gonfler le diamètre intérieur de l'artère (le lumen).

Les plaques adipeuses accumulées le long de la paroi des artères coronaires peuvent éclater et, lorsque cela se produit, les plaquettes adhérentes s'accumulent au-dessus. Cette boule adipeuse gluante de sang grossit toujours plus, un peu comme le fait une boule de neige qui dévale une pente. Cette boule peut devenir si grosse qu'elle bloque le vaisseau sanguin ; elle peut aussi se détacher pour se loger dans une partie plus étroite et y rester coincée. Le résultat ? La crise cardiaque.

Et si le stress s'en mêle ? Le corps libère de l'adrénaline dans le sang, les artères coronaires se dilatent et le cœur bat plus rapidement et se gonfle pour absorber davantage d'oxygène et d'éléments nutritifs. Si les artères coronaires contiennent trop de plaques, ou si leur paroi s'est épaissie en raison de lésions causées par l'hypertension, elles se resserrent au lieu de se dilater.

Imaginez votre cœur qui bat vite et fort pour assurer ses propres besoins et ceux du cerveau en oxygène et en glucose. Imaginez maintenant qu'au lieu de se dilater ou de s'ouvrir comme elles le devraient, les artères coronaires se resserrent. Le cœur doit donc battre encore plus rapidement. Plus le rythme cardiaque s'accélère, plus les artères se resserrent ! Et c'est l'angine, la crise cardiaque ou l'arythmie, ou un caillot de sang qui se détache, bloque l'un des principaux vaisseaux et provoque une mort soudaine.

LES MALADIES QUI RÉSULTENT D'UNE ANIMOSITÉ IGNORÉE

Bon nombre d'études médicales et scientifiques ont permis d'établir un lien entre la colère, la fureur, l'animosité et les émotions connexes d'une part, et les maladies du cœur d'autre part. Permettez-moi de vous résumer quelques-unes de ces constatations :

- Grâce à une étude menée en Finlande, on a pu constater que l'animosité est un facteur de risque majeur et un indice de risque de maladies du cœur. Une étude-suivi étalée sur neuf ans a révélé que les personnes affichant une forte tendance à l'hostilité, donc des résultats élevés, couraient trois fois plus de risques de mourir d'une maladie cardiovasculaire que celles qui n'en affichaient pas [6].

- En fait, l'animosité est peut-être un meilleur indice du risque de maladies du cœur que ne le sont les facteurs de risque courants comme la cigarette, l'hypertension et un taux de cholestérol élevé. Environ 800 hommes âgés de soixante ans, en moyenne, ont participé à l'étude. On a mesuré leur niveau d'animosité au moyen d'un questionnaire. Quarante-cinq pourcent d'entre eux ont dit avoir vécu au moins un événement susceptible d'affecter leur cœur au cours des trois années de suivi. Selon les chercheurs, les hommes qui présentaient les résultats de test les plus élevés risquaient davantage de connaître des troubles cardiaques[7].

- Ichiro Kawachi, de la Harvard School of Public Health, a également déposé des études grâce auxquelles il a pu établir un lien entre la colère et les maladies du cœur. Selon lui, le risque relatif d'une crise cardiaque encouru par des patients en colère semble être aussi élevé que chez les patients victimes d'hypertension ou chez les fumeurs. Le personnel des cliniques devrait s'enquérir du passé médical de ses patients en matière de colère et envisager de les recommander à un conseiller ou à un thérapeute en gestion de la colère[8]. »

- D'autres chercheurs médicaux ont également signalé ce lien. En effet, grâce à une étude récente, on a pu noter que l'animosité présente un plus grand risque de maladies du cœur que la cigarette ou qu'un taux de cholestérol élevé. Dans cette étude effectuée auprès de 774 hommes âgés de soixante ans en moyenne, les chercheurs ont étudié tous les facteurs de risque conventionnels de maladies du cœur : la cigarette, un taux de cholestérol élevé, le rapport taille-hanches, la consommation d'alcool, des facteurs socioéconomiques défavorables et l'animosité. Ils ont conclu que près de 6 p. 100 des hommes marqués par un niveau élevé d'animosité avaient subi au moins un événement cardiaque au cours de l'étude (une crise cardiaque ou une admission à l'hôpital en raison de troubles cardiaques, par exemple). Ce pourcentage était considérablement supérieur aux troubles cardiaques liés à tout autre facteur de risque[9].

- Refouler sa fureur peut mener à une mort prématurée. Grâce à une étude-suivi échelonnée sur 25 ans et portant sur 255 étudiants en médecine de l'Université de la Caroline du Nord, le Dr John Barefoot, maintenant employé de l'Université Duke, a pu constater que les personnes dont les résultats d'un test de personnalité s'inscrivaient parmi les plus élevés en ce qui a trait à l'hostilité couraient presque cinq fois plus de risques de mourir d'une maladie du cœur que leurs compagnons de classe moins hostiles, et sept fois plus de risques de mourir avant leur 50e anniversaire de naissance [10].

- Grâce à une étude semblable menée sur des étudiants en droit, on a pu établir que ceux qui présentaient un niveau élevé d'animosité courait au moins quatre fois plus de risques de mourir au cours des vingt-cinq prochaines années [11].

Réprimez-vous votre colère ?

Le Dr Elliott a recours à plusieurs tests pour déterminer si les personnes réagissent comme des « réacteurs en puissance », des personnes qui, normalement, font preuve d'animosité chronique et souffrent d'hypertension irrégulière. Il leur demande de jouer à des jeux vidéo et d'effectuer des calculs mentaux, par exemple, de soustraire mentalement par multiples de sept en commençant par 777. Il leur demande également de se soumettre à une épreuve tensionnelle au froid. Au cours de cette épreuve, les participants doivent tremper et maintenir leurs mains dans de l'eau glacée pendant soixante-dix secondes. Si leur tension artérielle augmente énormément au cours de ces tests, il est fort possible qu'ils soient des « réacteurs en puissance [12] ».

Dans ma pratique, je me suis aperçu que la plupart des personnes qui souffrent d'animosité en sont *conscientes*, mais la qualifient différemment. Certaines d'entre elles se définissent comme « soupe au lait » ou « de tempérament colérique ».

D'autres encore se disent extrêmement motivées, ce qui les rend très « impatientes ». Une frustration constante est en fait une forme d'animosité qui nous rend colériques envers les autres et envers certaines situations et circonstances.

Et que dire de ces personnes qui me racontent qu'elles perdent de temps en temps leur maîtrise de soi, mais qu'elles se calment tout aussi rapidement ? Elles me font le récit de situations qui semblent toujours déclencher en elles une colère intense. Il s'agit fréquemment d'événements semblables ou répétitifs qui ont les mêmes caractéristiques. C'est cela l'animosité ! On peut généralement l'associer à un événement au moins que ces personnes auraient vécu voilà plusieurs années ou même alors qu'elles étaient enfants.

Les personnes hostiles intériorisent ou refoulent leur colère. Elles se créent un environnement d'« autocuiseur », comme celui que s'est créé Karl. N'oublions pas qu'aucune expérience ou aucun événement précis mènent forcément à la manifestation d'un comportement hostile. Il se peut très bien, par exemple, que Karl ait été le seul à se sentir hostile à la suite de la scission de l'église et que d'autres se soient sentis au contraire soulagés ou réjouis. Encore une fois, c'est une question de perception, de croyances et d'intériorisation.

Avez-vous une personnalité de type autocuiseur ?

Grâce à différentes études, on a pu observer que les personnes très hostiles ont également tendance à adopter l'un des deux types de comportement suivants :

1. Un comportement trop indulgent

Les personnes très hostiles ont tendance à fumer, à boire et à trop manger; elles affichent souvent d'ailleurs un taux de cholestérol élevé. Autrement dit, non seulement leur animosité augmente leur risque d'être atteint de maladies de cœur, mais elle peut les pousser à adopter un comportement qui les favorise[13]. Un vrai coup double !

La personne hostile qui fume pour se calmer, qui mange pour se réconforter ou qui boit pour se détendre ne gère pas véritablement ses émotions toxiques fondamentales. En fait, elle ne fait qu'en aggraver les conséquences.

2. Un comportement associé à une personnalité de type A

Il y a environ 50 ans, les Drs Meyer Friedman et Ray Rosenman, cardiologues à San Fransisco, ont ajouté l'expression «personnalité de type A» à notre vocabulaire culturel. Ils ont défini les gens ayant ce type de personnalité comme étant des personnes impatientes, pourvues d'un esprit de compétition extrême, toujours pressées, en colère et hostiles, très agressives et ambitieuses, qui travaillent fort et qui sont facilement irritées par les délais et les interruptions. Ces personnes éprouvent fréquemment de la difficulté à se détendre sans aucun sentiment de culpabilité, ont tendance à terminer les phrases des autres et sont facilement frustrées. Elles sont du genre à klaxonner et à bouillir d'impatience dans les embouteillages, à s'en prendre au commis de magasin un peu lent et à se sentir obligées d'accomplir deux ou trois tâches à la fois (le fonctionnement multitâche), comme parler au téléphone en se rasant ou en conduisant.

Le Dr Friedman disait avoir une personnalité de type A. Très jeune, il avait subi une crise cardiaque. Ayant associé son type de personnalité à cet événement, il a changé ses habitudes de vie et son attitude; il est décédé en avril 2001, à l'âge de quatre-vingt-dix ans. À quatre-vingt-six ans, il gérait encore les activités du Meyer Friedman Institute de l'Université de la Californie, à San Francisco.

En réalité, c'est par erreur que les docteurs Friedman et Rosenman ont découvert le comportement lié à la personnalité de type A... en constatant qu'ils devaient faire recouvrir les chaises de leur salle d'attente plus tôt que prévu. En arrivant sur les lieux, et après avoir soigneusement examiné les chaises, le rembourreur a noté l'usure inhabituelle du tissu. Jamais il n'avait vu une telle forme d'usure dans les salles d'attente de cliniques médicales. En effet, la partie avant des accoudoirs et des sièges manifestait des signes d'usure précoce, alors que la partie arrière de chaque chaise était intacte ; habituellement, c'est la partie arrière du siège qui s'use en premier. Le rembourreur a alors conclu que les patients devaient s'asseoir sur le bout de leur siège et probablement serrer les accoudoirs, en attendant anxieusement leur tour. Ils avaient usé le tissu à force de se tortiller, démontrant de ce fait une personnalité de type A classique.

Durant les années 1950, les Drs Friedman et Rosenman ont entamé des recherches sur le comportement et se sont mis à rédiger des textes portant sur le lien qui existe entre les maladies du cœur et la personnalité de type A. En 1975, ils ont publié les résultats d'une étude-suivi menée sur trois mille hommes en bonne santé, afin de déterminer si le comportement lié à une personnalité de type A augmentait les risques de maladies du cœur. Au cours de l'étude qui a duré huit ans et demi, ils ont pu constater que *deux* fois plus d'hommes de personnalité de type A avaient subi une maladie du cœur, comparativement à leurs homologues moins dynamiques de type B.

Les Drs Friedman et Rosenman ont également pu conclure que si l'on confiait trop de responsabilités ou une charge de travail trop lourde aux individus de personnalité de type B, ils pouvaient acquérir un comportement associé à la personnalité de type A. Ces médecins ont conclu par ailleurs que la vie urbaine, avec ses délais, ses embouteillages et ses pressions financières, entre autres, avait tendance à pousser les gens à adopter un comportement de type A, même s'ils n'y étaient pas prédisposés [14].

VOTRE VRAIE PERSONNALITÉ RÉSIDE DANS VOTRE CŒUR

Je vous encourage à vous prêter à l'exercice suivant : fermez les yeux et montrez-vous du doigt. Maintenant, ouvrez les yeux. Pointez-vous en direction de votre tête (votre cerveau) ou de votre cœur ? Soumettez d'autres personnes à cet exercice et vous observerez que jamais personne ne pointe en direction de sa tête, de son pied ou de son visage. Lorsque c'est le *vrai* moi que l'on veut pointer, on le fait en direction de son cœur.

Aucune ancienne civilisation, y compris les peuples de la Bible, ne considérait le cerveau comme le « siège » de l'homme. Pour les Grecs et les écrivains de la Bible, le siège de l'identité de l'homme était le cœur – l'âme, les émotions, la volonté et les sentiments.

Jésus a enseigné que « L'homme bon tire de bonnes choses de son bon trésor, et l'homme méchant tire de mauvaises choses de son mauvais trésor » (Matt. 12. 35). Dans la Bible, on nous enseigne également ce qui suit :

> « Je leur donnerai un même cœur, et je mettrai en vous un esprit nouveau ; j'ôterai de leur corps le cœur de pierre, et je leur donnerai un cœur de chair, afin qu'ils suivent mes ordonnances, et qu'ils observent et pratiquent mes lois ; et ils seront mon peuple, et je serai leur Dieu. Mais pour ceux dont le cœur se plaît à leurs idoles et à leurs abominations, je ferai retomber leurs œuvres sur leur tête, dit le Seigneur, l'Éternel » (Ézé. 11. 19-21).

Les versets suivants décrivent le cœur comme étant capable de penser, de sentir, de se souvenir et d'encourager un comportement extraverti :

- Un cœur joyeux rend le visage serein ; mais quand le cœur est triste, l'esprit est abattu (Prov. 15. 13).
- Un cœur intelligent cherche la science (Prov. 15. 14).
- Celui qui est sage de cœur manifeste la sagesse par sa bouche, et l'accroissement de son savoir paraît sur ses lèvres (Prov. 16. 23).

Notre corps est la réalité de tout ce qui nous caractérise. Chaque expérience que nous vivons à fond nous touche dans notre intégrité et pas seulement au niveau du cerveau. Nous éprouvons une sorte de condescendance envers les anciennes civilisations qui croyaient le cœur capable de penser. Toutefois, dans la Bible, on peut lire ceci : « Car il est comme les pensées de son âme » (Prov. 23. 7) et « Car c'est de l'abondance du cœur que la bouche parle » (Matt. 12. 34).

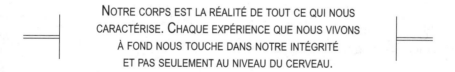

NOTRE CORPS EST LA RÉALITÉ DE TOUT CE QUI NOUS CARACTÉRISE. CHAQUE EXPÉRIENCE QUE NOUS VIVONS À FOND NOUS TOUCHE DANS NOTRE INTÉGRITÉ ET PAS SEULEMENT AU NIVEAU DU CERVEAU.

Vous vous demandez peut-être si votre cœur physique est réellement capable de penser et de ressentir vos émotions. « N'est-ce pas seulement une pompe ? » pensez-vous. Paul Pearsall, auteur et scientifique, a décrit un incident qui a eu lieu alors qu'il s'adressait à un groupe international de psychologues, de psychiatres et de travailleurs sociaux, à Houston, au Texas. Alors qu'il venait d'affirmer croire au rôle primordial du cœur dans les domaines physique et spirituel de la vie, une femme médecin s'est approchée du micro et a raconté, en pleurant, une expérience qu'elle avait vécue avec l'une des ses patientes. Voici ce qu'elle a révélé au Dr Pearsall et aux autres participants :

> L'une de mes patientes, une enfant de huit ans, a subi une greffe du cœur d'une fillette de dix ans qui avait été assassinée. Peu de temps après la chirurgie, la mère de ma jeune patiente est venue me consulter lorsque sa fille s'est mise à crier la nuit ; dans ses cauchemars, elle voyait le meurtrier de sa donneuse. La mère de la jeune patiente m'a assurée que sa fille pourrait identifier le coupable. Après plusieurs rencontres, je ne pouvais absolument pas réfuter ce que cette enfant me racontait. Sa mère et moi avons fini par appeler la police, qui, grâce à la description fournie par la petite fille, a trouvé le meurtier. La condamnation n'a pas tardé, à la suite du témoignage de ma patiente. Elle avait décrit, entre autres, l'heure du crime, l'arme utilisée et l'endroit du délit, les vêtements que portait le tueur et ce que la victime lui avait dit. Tout ce que la petite receveuse avait dévoilé était vrai [15].

Le cœur de l'homme, le cœur spirituel

Il a des milliers d'années, la Bible nous a avertis que le péché, tel que la fureur et l'animosité implacables, endurcit le cœur de l'homme. À vrai dire, on peut observer lors d'autopsies que des artères durcies ou calcifiées peuvent donner au cœur une apparence aussi dure que celle d'une pierre. La « dureté du cœur » n'est pas simplement un euphémisme sur l'entêtement ou une attitude ferme, mais un état physique du cœur entraîné par l'athérosclérose sévère. Les personnes qui en souffrent sont habituellement aussi atteintes d'angine, soit de la douleur à la poitrine résultant de l'effort physique. Un cœur endurci par des années de souffrances émotives et par les effets dévastateurs des hormones de stress éprouve une douleur physique.

Est-il possible que la douleur ressentie lors d'une crise cardiaque sévère ou en raison d'un autre type de maladie du cœur soit la conséquence de souffrances refoulées, souffrances ayant pour source un péché secret, de la colère profondément ancrée à cause de l'absence de pardon et de repentance, d'un abandon non cicatrisé ou d'autres émotions toxiques ? Il se peut fort bien que le cœur qui souffre aux niveaux émotionnel et spirituel finisse par révéler son angoisse dans les vaisseaux et dans les tissus du cœur physique.

Le cœur de l'homme pourrait-il n'être que le reflet des événements vécus par le cœur spirituel ? Je crois que oui. Trop souvent, nous pensons que la réalité physique détermine la réalité invisible de l'âme, de l'esprit et des émotions. Dans la Bible, on nous affirme exactement le contraire. La réalité invisible de notre âme, de notre esprit et de nos émotions détermine la réalité physique perçue par nos sens.

Peu importe l'ordre dans lequel elles se manifestent, la réaction physique et la réaction émotionnelle sont liées. Nous ne faisons que commencer à étudier et à comprendre les liens qui existent entre le physique, l'émotionnel et le spirituel.

Chapitre 5

AÏE ! LE LIEN ENTRE LA FUREUR ET LA DOULEUR

L'une de mes patientes, Kelley, avait consulté trois omnipraticiens, un interniste et deux chiropraticiens, sans oublier un rendez-vous avec un spécialiste de la douleur prévu un mois plus tard. Elle souffrait de maux de dos intenses et d'autres malaises qui semblaient affecter différentes parties de son corps de façon aléatoire. Un jour, elle avait mal à la tête et le lendemain, mal au ventre.

« J'ai presque toujours mal quelque part et je n'ai que quarante-six ans, m'a-t-elle dit. Ça me semble anormal. »

Je l'ai alors assuré que des « souffrances plutôt pénibles où que ce soit » étaient bel et bien anormales, peu importe l'âge, puis je lui ai demandé quand ses douleurs intenses semblaient avoir commencé. « Il y a environ quatre ans », m'a-t-elle répondu.

Je l'ai donc invitée à me parler de sa vie et de sa famille, en se concentrant sur les cinq à sept dernières années. « C'est la période la plus difficile de ma vie », a-t-elle poursuivi.

Will et elle se sont mariés alors qu'ils étaient en deuxième année d'université. Pendant les trois années qui ont suivi, ils ont travaillé, étudié et finalement obtenu leur diplôme : Kelley en éducation des jeunes enfants et Will en graphisme. Tous deux ont décroché un emploi et, l'année qui a suivi la fin de leurs études, Kelley a donné naissance à un premier enfant, puis, deux ans plus tard, à un second. Au cours des vingt années qui ont suivi, la carrière de Will les a contraints à déménager trois fois, dans trois États différents, où Kelley a toujours réussi à se trouver du travail.

Puis, il y a environ cinq ans, leur situation financière s'est effondrée. Alors que leur fille fréquentait le collège et que leur fils terminait ses études secondaires, Will perdait un emploi après l'autre, soit cinq en quatre ans. « Il ne semblait pas pouvoir s'accrocher, m'a dit Kelley. Au cours de ces quatre années, il n'a travaillé que pendant dix-neuf mois. J'ai dû donc supporter financièrement la famille, et j'étais d'autant plus sous pression que je ne touche, en tant qu'enseignante au niveau préscolaire, qu'un salaire modique. »

« Votre relation avec Will s'est-elle détériorée ? » lui ai-je demandé.

« Bien sûr, dit-elle. J'ai d'abord tenté de l'appuyer, puis j'ai entendu des collègues tenir des propos au sujet de son arrogance, de son instabilité et de son manque de fiabilité au travail. Je savais que Will avait tendance à se comporter ainsi, mais tout cela semblait maintenant hors de contrôle. Je ressentais une grande colère, car il compromettait non seulement sa carrière, mais également les finances de la famille et l'avenir de nos enfants. En fait, j'étais en furie parce qu'il ne voulait pas admettre sa part de responsabilité face à ses échecs professionnels.

« J'étais en colère parce qu'il plaçait sur mes épaules toute la pression et la responsabilité financière de notre famille. Il me savait contrariée et frustrée, même si je ne levais jamais vraiment le ton. En fait, nous n'avons jamais vraiment parlé de ce que je ressentais. Je pense qu'il savait que j'étais en colère, mais il croyait que c'était mon problème et que cela ne le concernait aucunement. »

« Les choses ont-elles changé ? » lui ai-je demandé.

« Eh bien, il a fini par se trouver un emploi, mais pas dans son domaine ; il a tout de même réussi à le garder. Notre fille a abandonné ses études collégiales pour travailler pendant un an et notre fils a fréquenté un collège municipal au lieu du collège de ses rêves. Je crois être encore un peu en colère contre Will dont l'incapacité de garder son emploi a eu des conséquences que je juge négatives sur la vie de nos enfants. »

Kelley m'a ensuite demandé de lui expliquer quel lien il pouvait bien y avoir entre ces histoires et ses maux de dos. En vérité, le lien est très étroit.

À LA SOURCE DE LA DOULEUR

L'animosité et la colère sont directement liées à la douleur que nous sommes nombreux à ressentir. Cela ne devrait pas nous surprendre, puisque la Bible nous l'a dit il y a bien des siècles :

« Car tu me remplissais de fureur.
Pourquoi ma souffrance est-elle continuelle ?
Pourquoi ma plaie est-elle douloureuse, et ne veut-elle pas se guérir ? » (Jér. 15. 17, 18)

« Ils m'ont assez opprimé dès ma jeunesse,
Mais ils ne m'ont pas vaincu.
Des laboureurs ont labouré mon dos,
Ils y ont tracé de longs sillons. » (Ps. 129. 2, 3)

La fureur, bien que légitime, est bien entendu une forme de colère. D'après le dictionnaire, « affliger » signifie « causer une peine si grande que l'on occasionne une souffrance ou une angoisse persistante ». La violence psychologique infligée à l'auteur des Psaumes lui a immédiatement donné des maux de dos ; il avait l'impression qu'on lui labourait le dos, comme on le ferait un champ.

Cependant, qu'en est-il de la science qui relie à la douleur les émotions toxiques de l'animosité et de la colère ? Le Dr John

Sarno, professeur en réadaptation clinique de la faculté de médecine de l'Université de New York, a traité des milliers de patients souffrant de maux de dos. Au début des années 1970, il a remis en question les diagnostics et les traitements répandus relatifs aux maux de dos. Il s'est demandé pourquoi l'intensité de la douleur ressentie par ses patients ne correspondait pas, ou peu, aux résultats de ses examens physiques, comme cela arrivait parfois dans le cas d'anomalies structurales et même de hernies discales.

S'étant mis à interroger ses patients atteints de maux de dos chroniques, le Dr Sarno a découvert que 88 p. 100 d'entre eux avaient des antécédents de réactions dues à la tension. Souvent, ils présentaient aussi les symptômes suivants :

- Maux de tête de tension
- Migraines
- Eczéma
- Colites (inflammation du côlon)
- Ulcères
- Asthme
- Rhume des foins
- Besoin fréquent d'uriner
- Syndrome du côlon irritable

Le Dr Sarno en a conclu que la tension, le stress, les frustrations, l'anxiété, la colère refoulée et les inquiétudes chroniques sont souvent à la source des spasmes lombaires douloureux et des maux de dos chroniques. Il a présenté une théorie selon laquelle la tension entraverait la circulation sanguine des muscles du dos. En effet, la tension provoquerait un resserrement des vaisseaux sanguins qui irriguent les muscles et les nerfs du dos, entraînant ainsi une réduction du flux de sang et conséquemment d'oxygène, ce qui causerait des spasmes douloureux. Ce problème pourrait mener à l'engourdissement, aux « picotements » et même à l'affaiblissement de la force musculaire.

Le resserrement chronique et continu des vaisseaux sanguins aurait un autre effet néfaste : une accumulation de déchets du métabolisme dans les muscles. L'appareil circulatoire a pour fonction, entre autres, de transporter les déchets des cellules et des tissus aux organes excréteurs, plus particulièrement aux reins et aux intestins, mais également à la peau. Lorsque les vaisseaux sanguins sont resserrés, les déchets s'accumulent dans les tissus musculaires.

Néanmoins, ces mauvais effets ne s'arrêtent pas au bas du dos. Les muscles du cou, des épaules, des fesses, des bras et des jambes peuvent également être affectés et cela peut mener à un diagnostic de fibromyalgie, de rhumatisme musculaire, de myosite fibreuse, de fractures répétitives dues au stress et d'autres malaises. Le Dr Sarno a donné à ce problème de douleur chronique le nom de *Tension Myositis Syndrome (TMS)*, le syndrome de tension myosite.

Avant de constater ce qui précède et d'appeler TMS ce type de problème, le Dr Sarno traitait les personnes atteintes de maux de dos chroniques en fonction de la source de leur douleur : hernie discale, arthrite et ainsi de suite. Dans l'ensemble, l'état de santé de ses patients montrait peu d'amélioration, ce qui n'est pas inhabituel dans les cas de maux de dos chroniques. D'ailleurs, bon nombre de gens qui en souffrent vous diront qu'ils vivent avec ce problème depuis dix, vingt, trente ans et même plus, malgré des thérapies et des traitements répétés. Au mieux, la douleur semble s'atténuer de façon temporaire dans bon nombre de cas.

À la suite de ses recherches, le Dr Sarno s'est mis à traiter les composantes émotionnelles sous-jacentes liées au TMS, ainsi que toute anomalie structurale. D'emblée, les résultats se sont faits sentir de façon remarquable. Les progrès étaient fulgurants :

plus de 90 p. 100 de ses patients disaient ne plus ressentir la moindre douleur. De plus, entre 90 et 95 p. 100 d'entre eux étaient guéris pour de bon, ayant rarement, par la suite, souffert de maux de dos à répétition [1].

Aux personnes qui me consultent pour des maux de dos chroniques, je recommande fréquemment les livres du Dr Sarno : *The Mind-Body Prescription*, *Healing Back Pain* et *Mind Over Back Pain*.

LA SOUFFRANCE PSYCHOLOGIQUE PEUT ENGENDRER UNE DOULEUR PHYSIQUE

On appelle parfois « casse-pieds » une personne difficile, irritante, agaçante ou qui cause quelque souffrance émotionnelle.

Souvent, on dit avoir du « chagrin » lorsque l'on met fin à une relation avec un être cher ou lorsque l'on ressent une grande peine après l'avoir perdu.

Parfois, lorsque l'on se sent rejeté, critiqué ou fâché, on dit avoir été « blessé ».

Et c'est exactement cela !

Toutefois, quel genre de souffrance émotionnelle se transforme véritablement en un malaise physique persistant ? La souffrance émotionnelle réprimée.

Bon nombre de parents enseignent à leurs enfants qu'il ne convient pas d'exprimer pleinement leurs émotions. Ils leur inculquent que « les garçons, ça ne pleurent pas » et que « les filles, ça ne devraient pas pleurnicher ». Les enfants, lesquels essuient parfois des réprimandes, comprennent assez rapidement qu'il est impoli de donner libre cours à ses émotions, même s'ils le font de façon appropriée et avec raison. Grâce à des études psychiatriques, on a pu établir par ailleurs que les enfants dont les parents ne reconnaissent pas, ni ne respectent, leurs émotions dès leur jeune âge, ont tendance à les refouler. Lorsque ces jeunes enfants sentent que leurs parents, leurs enseignants, leurs entraîneurs, leurs frères et leurs sœurs ou d'autres personnes en situation d'autorité n'accordent aucune valeur à leurs idées ou à leurs émotions, ils ont tendance à dévaloriser ce qu'ils ressentent.

Il est question de la colère dans la Bible

Il est question de la colère dans un certain nombre de passages bibliques. D'ailleurs, l'un des principaux versets nous incite à régler rapidement les problèmes et les situations qui nous contrarient au lieu de refouler nos émotions : « Si vous vous mettez en colère, ne péchez point ; que le soleil ne se couche pas sur votre colère » (Éph. 4. 26, voir également Ps. 4. 4).

La colère est une émotion saine ; c'est notre façon de l'exprimer qui ne l'est pas : faire preuve de violence, causer des dommages à une propriété, et ainsi de suite. Cependant, il est tout aussi nocif de s'accrocher à notre colère et de la laisser prendre racine en nous.

Jésus a dit : « Vous avez entendu qu'il a été dit aux anciens : Tu ne tueras point ; celui qui tuera est passible du jugement. Mais moi, je vous dis que quiconque se met en colère contre son frère est passible du jugement ; que celui qui dira à son frère : Raca ! mérite d'être puni par le sanhédrin » (Matt. 5. 21, 22). Jésus associait ainsi au meurtre une attitude colérique durable, l'animosité furieuse qui pousserait quiconque à tuer s'il en avait l'occasion. Selon lui, cette colère durable est aussi spirituellement nocive que l'action de tuer. Le nom *Raca* est toujours prononcé sur un ton de colère. Par conséquent, il est aussi nocif d'exprimer sa colère verbalement que d'agir violemment envers autrui.

À vrai dire, nous réagissons souvent aux paroles et à l'attitude des autres comme s'ils nous assénaient un coup de poing au visage. Le vieux proverbe suivant, traduit libéralement : « Bâtons et pierres peuvent me briser les os, mais les mots ne peuvent me blesser » est faux. Les paroles peuvent avoir des effets émotionnels terribles.

UN REFOULEMENT TEMPORAIRE OU PERMANENT

Il peut être sain de refouler certaines émotions *à court terme*. De plus, refouler une réaction automatique peut vous donner le temps de gérer les émotions qui pourraient autrement vous dominer entièrement si elles se manifestaient toutes simultanément.

C'est ce qui se produit particulièrement lors du décès d'un être cher. Avez-vous déjà remarqué qu'une famille en deuil semble parfois mieux supporter la situation que certaines personnes qui l'entourent ? Leur esprit a refoulé ou bloqué, pendant une courte période, les réactions oppressantes associées au deuil. Ce déni peut se poursuivre sur plusieurs jours ou même plusieurs semaines, jusqu'à ce que les émotions rattrappent la réalité de la perte de l'être cher. C'est une réaction de défense normale et saine de l'esprit.

Par contre, il est malsain de refouler ou de nier indéfiniment des émotions déplaisantes ou oppressantes. Il serait beaucoup plus sain d'y faire face et de les assumer. Lorsque nous faisons semblant que tout va bien alors que *ça ne va pas du tout*, lorsque nous nous disons et que nous affirmons aux autres que tout est bien alors qu'il est arrivé quelque chose de grave, lorsque nous taisons une perte ou notre souffrance, nous refoulons des émotions que nous devrions exprimer. Il est dangereux de refouler des émotions puissantes et dévastatrices au fond de notre âme.

Nous sommes nombreux à réussir à maîtriser, au fil des années, l'art de *ne pas* ressentir nos émotions, et nous devenons des spécialistes du refoulement de toute émotion pénible ou inacceptable aux yeux des autres.

Que se passe-t-il lorsque nous n'exprimons pas notre frustration, notre colère ou notre sentiment de rejet, et lorsque nous refusons de pleurer ou de partager nos souffrances ? Notre esprit perçoit un *danger*, car nous tentons d'éviter ou de rejeter les émotions négatives qui nous font souffrir ; c'est ainsi que débute un cycle négatif. Plus nous taisons nos émotions négatives, plus nous sommes tourmentés et plus le danger nous semble omniprésent. Conséquemment, le besoin de fuir (en refoulant nos émotions plus profondément encore) ou, au contraire, de combattre (dompter nos émotions) se fait de plus en plus sentir. La fureur, la peur ou l'anxiété s'empare alors de nous et mijote sans jamais s'exprimer pendant des années ou même des décennies.

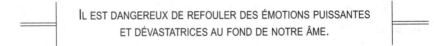

IL EST DANGEREUX DE REFOULER DES ÉMOTIONS PUISSANTES ET DÉVASTATRICES AU FOND DE NOTRE ÂME.

C'est d'abord consciemment que nous apprenons à réprimer nos émotions. Un enfant qui subit des insultes doit vaincre sa peur ou étouffer ses pleurs. Au fil du temps, ce processus de refoulement devenu inconscient requiert de moins en moins d'efforts et se présente comme une réaction presque instinctive et automatique à tout ce qui nous arrive de négatif.

Dans la Bible, on nous encourage à « ... être renouvelés dans l'esprit de votre intelligence, et à revêtir l'homme nouveau, créé selon Dieu dans une justice et une sainteté que produit la vérité » (Éph. 4. 23, 24). L'« esprit de l'intelligence », c'est notre subconscient, la partie de notre pensée qui porte surtout sur notre âme et sur notre esprit. Il arrive fréquemment que nous ne nous rendions pas compte que les émotions bloquées que nous refoulons se retrouvent automatiquement dans notre subconscient. C'est là qu'un renouveau spirituel s'avère nécessaire. J'aborderai ce sujet plus tard dans les chapitres sur le pardon, l'amour, la joie et une nouvelle façon de penser plus saine.

Les signes d'émotions réprimées

« Mais comment me rendre compte que je réprime mes émotions si je le fais en grande partie de façon inconsciente ? » vous demandez-vous peut-être.

J'ai observé, chez mes patients, un certain nombre de tendances psychologiques autres que la manifestation de la douleur. Les personnes qui refoulent leurs réactions émotionnelles depuis l'enfance, ou depuis très longtemps, ont tendance à présenter au moins l'une des caractéristiques suivantes :

Un souci de la perfection

Elles tiennent à ce que tout soit « parfait » afin d'éviter tout risque de rejet, d'échec ou de critique.

Un désir de tout maîtriser

Elles tentent souvent de s'assurer la maîtrise totale de tous les aspects de leur vie et de celle des autres afin qu'aucune émotion inattendue n'ait l'occasion de faire surface ou de se manifester.

Le doute de soi et l'auto-dépréciation

Très souvent, ces personnes ont grandi dans un milieu où, enfants, elles se sentaient mal aimées ou rejetées. Elles n'ont pas connu, en quelque sorte, la sécurité et les liens affectifs d'une relation normale parent-enfant. Elles souffrent donc d'une piètre estime de soi, même si elles ont accompli beaucoup de choses au cours de leur vie.

Cette piètre estime de soi, bien ancrée, a tendance à se manifester dans le doute de soi : doute de ses décisions, tendance à éviter d'avoir à prendre des décisions ou de se fixer des objectifs, et insatisfaction quant à des choix antérieurs au point de refuser d'en faire de nouveaux.

D'autres personnes, non seulement ne se valorisent pas, mais elle se déprécient. Elles ridiculisent leurs défauts mineurs, font fi des compliments qu'on leur adresse et critiquent de façon exagérée leurs échecs, erreurs ou défauts mineurs. Elles ont tendance à réagir instinctivement face à toute nouvelle idée ou situation en disant : « Je ne sais pas », « Je suis indécis » ou encore « Je ne pense pas que ce soit une bonne idée », même avant de connaître tous les détails ou d'avoir examiné les nouvelles possibilités. En présence de nouvelles connaissances ou face à de nouvelles circonstances, elles peuvent être prises d'une gêne ou d'une réserve soudaine qui leur est inhabituelle.

Le cynisme et la critique
Les personnes qui dissimulent leurs émotions choisissent parfois de détourner l'attention vers les autres afin d'éviter tout rejet, ainsi que toute souffrance physique ou émotionnelle supplémentaire. Elles peuvent ainsi maîtriser l'art de faire des commentaires cyniques ou de critiquer autrui.

La promiscuité
Cette réaction peut d'abord sembler bizarre, mais bon nombre de personnes qui se déprécient et qui refoulent leurs émotions tentent désespérément de plaire à tout le monde et de s'attirer l'affection de personnes qui ne sont pas spécialement susceptibles de leur en donner, tout en ne cherchant pas nécessairement cette affection aux bons endroits. Elles peuvent mener une vie sexuelle manifestement mouvementée, à la recherche de l'affection et de la sécurité qui leur ont manqué à l'enfance ou pour combler le sentiment de rejet d'un ancien conjoint.

Un « surplus » d'émotions
Posez-vous les questions suivantes :

- Est-ce que je semble réagir de façon exagérée aux simples réalités quotidiennes très simples ?
- Est-ce qu'une chanson particulière me fait pleurer ?
- Un parfum me rappelle-t-il des émotions confuses ?
- Ai-je des retours en arrière ou des cauchemars sur des événements passés traumatisants, tels un divorce ou une situation d'abus ?
- Est-ce que je réagis vivement lorsque j'aperçois une certaine personne ou lorsque je regarde une photo (même la photo d'un objet) ?

Lorsque de tels souvenirs et réactions engendrent une réponse liée au stress, il faut peut-être se poser des questions.

L'une de mes patientes m'a raconté que l'odeur de la menthe poivrée la rendait colérique. Elle n'aimait pas Noël ; elle associait cette fête aux cannes en sucre à la menthe poivrée. Pourquoi cette odeur la rendait-elle colérique ? En écoutant le récit de sa vie, j'ai appris que son oncle l'avait agressée sexuellement de façon régulière. Lors de ces agressions, qui avaient souvent lieu dans le salon de ce dernier, elle détournait son regard vers un pot de bonbons à la menthe qui était posé sur la table, à côté du canapé. Je n'étais pas étonné que l'odeur de la menthe poivrée éveille en elle une grande colère, du ressentiment et de l'amertume.

L'INTENSITÉ DES ÉMOTIONS DÉTERMINE LA PUISSANCE DE L'EXPLOSION !

Les chercheurs qui ont étudié le lien qui existe entre le corps et l'esprit ont pu établir, entre autres, que l'intensité des émotions réprimées détermine la puissance de l'explosion qui finira par se produire.

La fureur refoulée ou la colère furieuse s'échappe parfois de l'inconscient, tel un criminel qui s'évade de prison. Toutefois, les terribles traumatismes vécus à l'enfance, notamment l'abus sexuel, physique et émotionnel, l'humiliation publique et un rejet brutal, peuvent tous causer une colère et une souffrance intérieures qui finissent par exploser parfois violemment sous forme d'abus envers autrui, de cauchemars épouvantables, d'insomnie, de pleurs abondants et visiblement sans fin, de même que différents gestes que nous qualifions dans notre société d'aliénation mentale : les hurlements, l'autoflagellation et autres.

Quelles autres expériences entraînent des émotions que nous avons tendance à refouler ?

En voici quelques-unes :

- La dépression ou la maladie physique prolongée d'un parent – Une telle situation peut entraîner chez l'enfant un manque de sécurité, un sentiment de crainte, et même une colère profonde envers le parent qui ne comble pas ses besoins.

- Les circonstances à l'origine d'une anxiété intense, comme la guerre et les histoires ou images terribles qui s'y rapportent, la violence, le terrorisme, le divorce et la séparation, la pauvreté extrême et les déménagements fréquents – Encore une fois, un enfant a tendance à percevoir ces circonstances comme responsables du manque de sécurité et du sentiment de crainte qu'il peut ressentir, et il peut en vouloir à ses parents qui ne satisfont pas à tous ses besoins.

- L'alcoolisme ou la toxicomanie – Dans ce cas également un enfant rend la toxicomanie responsable des sentiments d'insécurité et de crainte qu'il ressent.

- La rigidité et la sévérité excessives ou le manque d'affection – Un enfant qui pense que son parent le rejette ou le juge injustement peut vivre de la colère.

Il nous faut apprivoiser et exprimer les émotions que nous avons refoulées. Après tout, il est naturel de ressentir et d'exprimer ses émotions ; cela fait partie de leur nature. Lorsque nous refusons de leur donner libre cours, elles s'obstinent et notre inconscient doit travailler d'autant plus fort pour les refouler.

Nos émotions ne meurent pas. Nous avons beau les réprimer, elles restent bien vivantes. Nous assimilons une émotion négative après une autre, jusqu'à ce qu'une simple expérience négative, si petite soit elle, suffise à faire déborder le vase.

NOS ÉMOTIONS NE MEURENT PAS. NOUS AVONS BEAU LES RÉPRIMER, ELLES RESTENT BIEN VIVANTES.

Il est facile de mettre hors d'elles les personnes qui, pendant plusieurs années, ont tu leurs émotions négatives, plus particulièrement leur colère et leur animosité. La moindre petite insulte, par exemple, le conducteur qui leur a fait une queue de poisson sur l'autoroute, le collègue de travail qui les critique ou la personne qui les ignore, peut provoquer chez ces personnes une réaction anormale.

Que se produit-il lors de manifestations normales de petites crises de colère ou de peur ? Les muscles du visage se contractent et le corps entier peut se raidir, au point d'être temporairement paralysé. Lorsque nous éprouvons de la colère ou de la peur, il est normal que notre corps se raidisse, car il se prépare à fuir ou à combattre ; tout comme lorsque nous nous blessons, nous poussons un cri de douleur : « Aïe ! »

Que se passe-t-il lorsque nous refoulons notre colère et notre peur ? Nous ressentons cette tension normale, mais à l'intérieur, et notre corps la communique à nos muscles. Pendant un certain moment, du moins, nous n'extériorisons pas notre souffrance, mais c'est lorsque nous finissons par nous réveiller avec un mal de dos ou une douleur au cou que le « Aïe ! » se fait entendre.

La colère, une réaction conditionnée

Comment la colère devient-elle une réaction automatique du subconscient ? Nous *apprenons* la colère à force de vivre certaines situations à répétition.

Je trouve intéressant de constater que bien que l'on nous enseigne souvent, dès notre enfance, à taire nos émotions, c'est justement la période de notre vie où nous sommes assaillis par des expériences émotives. Même les créateurs de bandes dessinées semblent apprendre aux enfants à réagir aux événements de leur vie avec colère et même avec fureur. Cela est également vrai de bon nombre d'émissions policières diffusées aux heures de grande écoute. Les médias encouragent les Nord-Américains à être soupe au lait, à tirer des conclusions rapides et à riposter du tac au tac.

La colère est une réaction conditionnée que nous enregistrons à force de répétition et d'une association de facteurs environnementaux, dont voici un exemple. Le Dr Ivan Pavlov, chirurgien russe, a pu démontrer que l'on peut faire saliver les chiens au simple son d'une cloche. Il a commencé par faire précéder l'heure de la pâtée par un son de cloche. Dans un premier temps, les chiens salivaient à la vue de la nourriture, mais, au bout d'un certain temps, l'association entre le son de la cloche et la nourriture était devenue si forte et si ancrée que sonner la cloche suffisait pour faire saliver les chiens. C'est là un exemple d'une réaction conditionnée.

De même, nous apprenons à exprimer notre colère face à certaines situations de stress. Par exemple, certaines personnes, en présence de quelqu'un qui lève le ton, et ce même si elles ne sont pas concernées, tirent automatiquement des conclusions, ce qui entraîne une certaine réaction de leur corps.

Au cours des années, une personne peut ne même plus savoir ce qui déclenche sa colère ; elle se sent constamment tendue et prête à combattre ou à fuir. Un jour, elle peut se fâcher contre le livreur pour avoir laissé le journal dans l'entrée du garage, s'en prendre à un vendeur incompétent ou verbaliser sa colère si l'attente est trop longue à une station-service. Plus la période de refoulement de la colère se prolonge, plus l'expression de la fureur est disproportionnée. Malheureusement, les personnes hostiles peuvent ne pas se rendre compte du caractère inapproprié de leurs réactions aux circonstances ou aux situations.

Maîtriser sa colère

Comment faire en sorte que la colère ne nous rende pas hostile ? Peut-être faut-il d'abord et surtout lire les conseils de la Bible ; encore une fois, «... que le soleil ne se couche pas sur votre colère » (Éph. 4. 26). Apprivoisez votre colère sans tarder.

Ne tardez pas à présenter vos excuses.

Demandez à Dieu de vous pardonner vos explosions de colère... confessez-les-lui et ne tardez pas à recevoir son pardon.

Une bonne manière de contrôler temporairement sa colère consiste à prendre un «temps d'arrêt». Tout comme nous l'imposons à un enfant qui s'agite trop ou qui se comporte mal, nous devons prendre un «temps d'arrêt» lorsque nous sommes en colère et prêts à réagir de façon à le regretter plus tard. Il faut se concentrer, reprendre ses esprits en se calmant et en respirant profondément. Nous reviendrons à ces exercices dans les chapitres suivants. Prenez entre cinq à dix respirations lentes en reconnaissance du don de la vie que Dieu vous a offert. Vous apaiserez ainsi votre colère, car une attitude de reconnaissance et une respiration lente, profonde et abdominale calme l'esprit et peut même supprimer la réaction liée au stress.

Pour se défaire rapidement de sa colère, il faut être prêt à dompter son orgueil et à affirmer : « Ta volonté, Dieu, et non la mienne. »

Chapitre 6

LA DÉPRESSION N'EST PAS « SEULEMENT DANS VOTRE TÊTE »

Linda, une dame d'âge moyen de descendance grecque, pleurait silencieusement, assise dans la salle d'examen où elle m'attendait. En entrant dans la pièce, je pus presque voir et même toucher le lourd nuage de dépression qui planait au-dessus de sa tête. Linda était toutefois plus que disposée à raconter son histoire.

Lindie, comme la surnommaient ses amis, avait grandi dans une famille aisée, ce qui lui avait permis de bénéficier de tous les privilèges et du statut social inhérents à la fortune. Lorsqu'elle était enfant, ses parents partaient en voyage à l'étranger pendant des mois. La bonne d'âge avancé qui en avait la garde semblait la détester et envier terriblement le statut social dont elle jouissait dans la collectivité. Lorsque les parents de Linda s'absentaient, elle maltraitait la jeune enfant terriblement. Il arrivait qu'elle immerge ses petites mains dans l'eau bouillante, qu'elle l'enferme dans l'obscurité de la cave pendant plusieurs heures, qu'elle la gifle et qu'elle lui crache dessus. Les enfants de cette femme avaient pris possession de la maison et s'appropriaient, à l'insu des parents, les jouets et les gâteries que ces derniers envoyaient à leur fille.

Trop jeune pour leur écrire, Linda passait des semaines à espérer le retour de ses parents. Un jour, alors qu'elle les attendait, la bonne lui annonça, sans la moindre délicatesse, qu'ils étaient morts dans un accident de voiture. Elle conduisit Linda chez sa grand-mère qui l'aimait tendrement, mais qui mourut, malheureusement, alors que la petite n'avait que 11 ans. On l'envoya donc habiter chez l'une de ses grandes-tantes et son mari.

Le grand-oncle en question l'agressait sexuellement presque tous les soirs, menaçant de l'étrangler dans son sommeil si elle en parlait à qui que ce soit.

Jamais Linda n'avait désobéi ni raconté les détails de sa vie triste et solitaire jusqu'à ce qu'elle vienne me voir ce jour-là. Il lui semblait toujours avoir vécu en état de profonde dépression. La noirceur de la cave, où elle avait passé tant d'heures, avait comme envahi son esprit. De la même façon qu'elle n'avait pas osé s'évader de la cave chez elle, elle n'avait jamais eu le courage de s'échapper de la cave de son cœur.

Linda ne venait pas me consulter pour traiter sa dépression, mais pour l'un des pires cas de fibromyosite que je n'aie jamais vu ; elle souffrait en plus de fatigue chronique et avait pris beaucoup de poids. À cause de sa pression artérielle élevée et de son arthrite, elle était presque confinée à son lit.

Au fil des ans, je me suis rendu compte que de tels cas ne sont pas rares. On a surnommé la dépression le « rhume de la maladie mentale ». Aux États-Unis, les troubles dépressifs touchent un nombre ahurissant d'adultes, soit dix-neuf millions. Il est tout aussi alarmant, voire encore plus, de constater que 2,5 p. 100 des enfants et 8,3 p. 100 des adolescents aux États-Unis souffrent également de dépression[1].

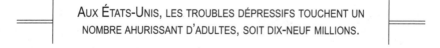

Aux États-Unis, les troubles dépressifs touchent un nombre ahurissant d'adultes, soit dix-neuf millions.

La dépression, cependant, ne se manifeste pas d'une seule façon, mais selon différents types et degrés de gravité. Il s'agit d'un état émotionnel et psychologique toxique qui a de véritables répercussions sur le plan physique.

Les personnes déprimées ont généralement des habitudes malsaines en matière de santé, ce qui les rend particulièrement vulnérables à la plupart des maladies. Leurs choix d'habitudes de vie engendrent presque toujours une mauvaise alimentation, un manque d'exercice, une consommation de drogues ou d'alcool ou une surconsommation de médicaments sur ordonnance, sans compter que leurs mauvaises habitudes de sommeil sont souvent la cause de leur épuisement. Un système immunitaire affaibli et un risque accru de maladies cardiovasculaires et de diabète, ainsi que des maladies infectieuses fréquentes, sont le résultat de la combinaison de ces mauvaises habitudes de santé.

Une personne dépressive est apte à ressentir une douleur atroce. La douleur chronique causée, entre autres, par la fibromyosite, l'arthrite, la discopathie dégénérative, les maux de tête, les problèmes associés à l'ATM, la tendinite, de même que par une douleur chronique à la suite d'un accident, semble s'intensifier en présence d'une dépression. La douleur intensifiée peut, bien entendu, mener à une augmentation du rythme cardiaque et de la tension artérielle et imposer une médication accrue[2].

LE LIEN QUI EXISTE ENTRE LA DÉPRESSION ET LA MALADIE

Grâce à la recherche médicale, on a pu bien documenter le lien qui existe entre la dépression et la maladie. Laissez-moi vous résumer quelques-unes des nombreuses constatations qui ont pu être faites.

La dépression et les maladies du cœur

Grâce à une étude échelonnée sur treize années, on a pu observer que les personnes qui étaient atteintes d'une dépression grave couraient quatre fois et demie plus de risques de subir une crise cardiaque que celles qui n'avaient aucun antécédent de dépression[3].

Grâce à d'autres études, on a pu noter ce qui suit :

- Les personnes qui sombraient dans une dépression pouvant durer deux semaines ou plus étaient deux fois plus susceptibles d'être victimes d'une crise cardiaque que celles qui n'en faisaient jamais. De surcroît, les personnes déprimées qui avaient subi une crise cardiaque étaient quatre fois plus sujettes à en mourir [4].

- Les personnes en bonne santé ayant obtenu des résultats éloquents en matière de dépression couraient une fois et demie, et même deux fois, plus de risques de subir une première crise cardiaque même si elles ne présentaient que de simples symptômes de dépression, sans toutefois être atteintes d'une dépression clinique caractérisée [5].

- On n'a pas établi de lien entre le taux de mortalité supérieur des personnes dépressives victimes de crise cardiaque et les habitudes de vie telles que la cigarette ou le manque d'exercice. Autrement dit, dans cette étude, ce qui pouvait laisser présager une crise cardiaque, c'était la dépression et non la cigarette ou le manque d'exercice. On a pu observer que la partie du système nerveux qui régularise le rythme cardiaque fonctionne différemment chez les personnes déprimées. Les chercheurs ont donc pu établir un lien solide entre la dépression et les maladies du cœur [6].

La dépression et l'ostéoporose

Grâce à la recherche, on a également pu conclure que la dépression augmente le risque de développer l'ostéoporose, une raréfaction du tissu osseux. On a pu associer la dépression, dans le passé et au présent, à une réduction de la densité minérale osseuse chez les femmes [7].

La dépression et le cancer

Depuis les dernières années, on dispose de sérieuses preuves scientifiques selon lesquelles la dépression peut être en partie liée à l'incidence de certains types de cancer. Les chercheurs médicaux savent, depuis un certain temps, que la dépression est liée à une mauvaise restauration de l'acide désoxyribonucléique (ADN) endommagé, ainsi qu'aux modifications au niveau de l'apoptose, ou mort cellulaire programmée, qui pavent la voie au cancer.

Permettez-moi de m'expliquer davantage.

La plupart des substances cancérogènes semblent causer le cancer en endommageant l'ADN des cellules et en provoquant une reproduction cellulaire anormale. Voilà pourquoi il est important pour le corps d'être en mesure de restaurer l'ADN et de le détruire s'il est endommagé.

L'apoptose est le processus selon lequel les cellules anormales meurent et sont éliminées. Comme je l'ai dit plus tôt, même si presque tout le monde développe des cellules cancéreuses, la plupart d'entre nous ne sommes pas atteints de cancer, parce que l'apoptose élimine ces cellules comme elle le fait de toute autre toxine ou substance étrangère. C'est le principal moyen dont dispose le corps pour se défendre contre les cellules cancéreuses. Or la dépression réduit l'activité des cellules de destruction naturelles, ce qui entrave le travail de destruction ou d'élimination des cellules anormales du corps. Ce processus a donc des répercussions indirectes sur les cellules cancéreuses qui se transforment en tumeurs.

Qui plus est, le stress aussi affecte l'activité des cellules de destruction naturelles. Il réduit leur capacité de destruction des cellules tumorales, ainsi que des cellules infectées par un virus. La dépression et le stress sont donc étroitement liés.

La dépression et le suicide

La mort par le suicide est peut-être la pire maladie physique que nous puissions contracter car on ne peut ni se remettre ni guérir de ce malaise qui touche sans contredit et le corps et l'esprit !

Malheureusement, la dépression peut mener à un risque considérablement accru de comportement suicidaire, particulièrement, semble-t-il, chez les enfants et les adolescents. Selon un sondage effectué il y a seulement quelques années, le suicide était la troisième cause de décès chez les jeunes âgés de quatorze à vingt-quatre ans et la quatrième chez les enfants âgés de dix à quatorze ans[8].

Il est essentiel d'assurer un diagnostic et un traitement précoces si l'on veut réduire ces taux croissants de suicide parmi les jeunes. Plus de 90 p. 100 des enfants et des adolescents qui se suicident sont atteints de troubles mentaux, notamment de dépression, de toxicomanie ou d'alcoolisme. On observe quatre fois plus de cas de suicide chez les hommes que chez les femmes. Par contre, les tentatives de suicide sont deux ou trois fois plus fréquentes chez ces dernières, sans doute parce que la surdose de pilules qu'elles semblent privilégier est moins infaillible que les moyens employés par les hommes, les armes à feu par exemple[9].

Un cercle vicieux

Comme dans le cas du stress et de la maladie, la dépression et la maladie peuvent former un cercle vicieux. Les personnes qui ont subi par exemple un accident vasculaire cérébral ou qui souffrent d'un cancer, d'une maladie du cœur, de diabète ou de toute autre maladie chronique débilitante à long terme sont plus sujettes à la dépression qui, à son tour, fomente la maladie. C'est l'une des principales raisons pour lesquelles l'état de tant de personnes atteintes d'une maladie chronique débilitante s'aggrave, malgré les médicaments prescrits qui devraient normalement les aider à se rétablir. On note souvent une nette amélioration de l'état de santé si l'on traite simultanément la dépression et la maladie. Il peut donc être justifiable de suivre une thérapie psychologique ou cognitive tout en prenant des médicaments.

Une variété de troubles sous une même étiquette

Il existe trois variétés de dépression de base : les troubles dépressifs majeurs, les troubles dysthymiques et les troubles bipolaires. Comment savoir si vous, ou un être cher, êtes atteint de l'un de ces types de dépression ?

Les troubles dépressifs majeurs
 Une personne souffre de troubles dépressifs majeurs si elle ne présente *pas moins de cinq* des symptômes suivants au cours d'une période de deux semaines. Veuillez noter qu'il n'est pas anormal de présenter un ou deux de ces symptômes pendant un jour ou deux ; cela peut dépendre d'une glycémie normale ou de simples variations hormonales. Par contre, les personnes dépressives présentent *plusieurs* de ces symptômes, mais sur de longues périodes et de façon chronique.
 Une humeur triste ou encline au découragement. La personne peut pleurer facilement ou être tellement triste qu'elle est incapable de verser des larmes.
 Un changement important au niveau du poids ou de l'appétit. La plupart des personnes dépressives ont tendance à maigrir et à avoir peu d'appétit. Cependant, certaines d'entre elles prennent au contraire du poids, et même beaucoup, et voient aussi leur appétit augmenter considérablement.
 L'absence de tout plaisir. Une personne déprimée perd son intérêt pour les activités et les intérêts qui lui plaisaient auparavant. Sa joie de vivre semble avoir disparu, ses passe-temps deviennent source d'ennui et les plaisanteries ne l'amusent plus. En fait, tout l'ennuie ; même le sexe ne l'intéresse plus.
 Les habitudes du sommeil changent. Les personnes déprimées ne dorment pas suffisamment ou au contraire, trop. Elles souffrent fréquemment d'insomnie, peuvent éprouver de la difficulté à s'endormir ou se réveiller aux petites heures, à trois heures du

matin par exemple, et avoir alors du mal à se rendormir. D'autres dorment pratiquement jour et nuit.

Un manque d'énergie. La fatigue est un état courant chez les personnes déprimées.

De la difficulté à se concentrer. Les personnes déprimées sont distraites et oublient les dates, les noms et les numéros de téléphone qu'elles connaissaient bien.

Un certain ralentissement. Les personnes déprimées peuvent marcher, parler, se coucher ou se lever, et même s'habiller plus lentement.

Une agitation inaccoutumée. Ces personnes s'irritent et s'énervent bien plus facilement que d'habitude.

Le pessimisme. Les personnes déprimées vivent sous un nuage de pessimisme, de désespoir et avec un sens de nullité. Elles sont prises d'un sentiment de culpabilité, de pensées négatives, et ne peuvent voir leur avenir que sous un mauvais jour. Celles qui vivent une dépression prolongée disent avoir l'impression qu'« une force maléfique consomme leur âme ».

Des idées suicidaires. Les personnes déprimées pensent souvent à se suicider ou semblent préoccupées par des pensées concernant la mort.

Que doit-on faire si l'on retrouve, chez soi ou chez un être cher, pas moins de cinq de ces symptômes au cours d'une période de deux semaines ? Il faut consulter un médecin de famille, un interniste ou un psychiatre.

Les troubles dépressifs majeurs sont la principale cause d'invalidité en Amérique et partout ailleurs [10]. Au cours d'une année, 9,9 millions d'Américains sont atteints de troubles dépressifs majeurs [11].

Les troubles dysthymiques

Les troubles dysthymiques, ou dysthymie, sont une forme de dépression moins grave, bien que souvent chronique. On n'établit un diagnostic de trouble dysthymique qu'à la suite d'une période de dépression de deux ans pour les adultes et d'une seule année pour les enfants et les adolescents. En plus d'être déprimé pendant de longues périodes, le patient doit présenter pas moins de deux des principaux symptômes associés à la dépression énumérés dans la section précédente. Les personnes atteintes de dysthymie sont plus sujettes aux troubles dépressifs majeurs.

La dysthymie se manifeste souvent dès l'enfance, l'adolescence ou en début d'âge adulte. Près de 10,9 millions d'Américains d'âge adulte en sont atteints [12] !

Les troubles bipolaires

Dans le passé, les médecins donnaient à cette forme de dépression le nom de *psychose maniacodépressive*. Les personnes qui en sont atteintes vivent non seulement des moments de profonde dépression, mais également des moments de manie, c'est-à-dire une exaltation euphorique tenace. Elles vivent leur vie dans l'euphorie et peuvent fonctionner pendant plusieurs jours en n'ayant dormi qu'une heure ou deux, sans se sentir fatiguées. La manie est caractérisée par des pensées ininterrompues, des problèmes de concentration, une tendance à être facilement distrait et à parler sans arrêt. Les personnes qui en sont victimes peuvent avoir une estime d'elles-mêmes exagérée et éprouver un vif désir de participer à des activités dangereuses, comme le parachutisme, pour le simple plaisir. Près de 2,3 millions d'Américains d'âge adulte, soit 1,2 p. 100 de la population des États-Unis âgée de 18 ans ou plus, souffrent de troubles bipolaires.

CE QUE LA DÉPRESSION *N'EST PAS*

Certaines formes de dépression ne sont pas considérées des troubles. N'importe qui peut, à l'occasion, vivre des moments difficiles, lorsqu'il se sent un peu déprimé. Par exemple, une occasion d'emploi exaltante qui ne se réalise pas, des moments de tension ou de compromis avec son partenaire, le départ d'un enfant qui quitte le nid familial pour poursuivre ses études universitaires ou une accumulation de factures. On peut se décourager pour plusieurs raisons.

La mélancolie, qu'elle soit périodique ou assez fréquente, n'occasionne pas toujours une dépression. Par exemple, 80 p. 100 des femmes sont atteintes du syndrome du troisième jour, en raison des changements hormonaux et du stress associés à l'accouchement. Toutefois, seulement 10 p. 100 des nouvelles mères sombrent dans une véritable dépression du post-partum[13].

La dépression sévère n'est pas qu'une simple morosité occasionnelle. En effet, une personne déprimée a l'impression qu'un nuage noir – qui jamais ne se dissipera – enveloppe sa vie entière.

Alors, comment savoir si l'on succombera à une dépression profonde au cours de sa vie? Existe-t-il des facteurs indicateurs des troubles dépressifs?

Voici quelques situations fréquemment associées à une dépression:

- Des antécédents familiaux de dépression
- Le décès d'un être cher: un conjoint, un parent, un enfant, un ami, ou même un animal de compagnie favori qui fait partie de la famille depuis plusieurs années
- L'alcoolisme et la toxicomanie
- Une maladie ou une douleur chronique, plus particulièrement chez les personnes victimes d'un cancer, d'un accident vasculaire cérébral, d'une maladie du cœur ou du diabète
- Des mauvais traitements au cours de l'enfance. Les enfants maltraités sont aussi plus enclins à la toxicomanie et à l'alcoolisme.

- Les enfants du divorce. Les enfants de parents divorcés sont plus fréquemment atteints de dépression que les autres. Ils sont également plus tristes et plus rebelles à l'école. Ils semblent moins animés de joie de vivre, ont une piètre estime d'eux-mêmes et se plaignent plus souvent de maux. Ils sont aussi plus anxieux [14]. Ces constatations concernent également les familles dont les parents, divorcés ou non, semblent être en guerre l'un contre l'autre. Il arrive souvent que les jeunes issus de telles familles deviennent profondément déprimés et le restent longtemps après que leurs parents aient cessé de se disputer [15].
- Les moments de crise, tels que la perte d'un emploi, une séparation ou un divorce, un emprisonnement ou une blessure. Bref, toute situation de stress important peut entraîner la dépression.

Enfin, la dépression ne touche *pas* seulement les impies. Certaines personnes semblent croire que la dépression est inévitablement liée au péché, mais les péchés non confessés et dont on ne s'est pas repenti ne sont pas seuls en cause. Le peuple de Dieu est tout aussi sujet à la dépression que les personnes qui ne connaissent pas le Seigneur.

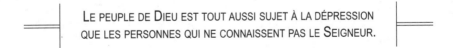

LE PEUPLE DE DIEU EST TOUT AUSSI SUJET À LA DÉPRESSION QUE LES PERSONNES QUI NE CONNAISSENT PAS LE SEIGNEUR.

Les histoires anciennes relatent bon nombre de cas de personnes ayant vécu des périodes de dépression. La Bible raconte le cas du roi David qui sombrait régulièrement dans la mélancolie ; d'ailleurs David lui-même en parle intimement dans le livre des Psaumes. Que dire d'Élie ? Le grand prophète devint tellement déprimé après avoir gagné la bataille contre les ennemis de

Dieu qu'il demanda à ce dernier de lui ôter la vie (1 Rois 19. 4). On parle de Jérémie, témoin de la capture d'Israël par son voisin, Babylone, comme du «prophète en pleurs». Dans Jérémie 8. 18-9. 26, il décrit ouvertement son découragement lorsqu'il est appelé à accomplir son travail de prophète.

D'autres personnages de la Bible se sont heureusement tirés de situations qui auraient pu les déprimer comme le fit Joseph, fils de Jacob, vendu comme esclave par ses propres frères, accusé à tort, emprisonné et oublié par les personnes qui lui avaient promis de l'aider, mais qui semble être demeuré optimiste jusqu'à sa libération (Gen. 37-45). L'apôtre Paul et un autre évangéliste du nom de Silas chantaient, bien qu'ils aient été emprisonnés injustement (Actes 16. 25, 26). Un emprisonnement sous faux prétexte est certes une situation potentiellement dépressive !

ÉTUDE DES RÉACTIONS BIOCHIMIQUES ASSOCIÉES À LA DÉPRESSION

Les nouvelles technologies d'imagerie permettent aux chercheurs et aux médecins d'examiner le cerveau de personnes vivantes. Grâce à ces techniques, ils peuvent en étudier la structure et le fonctionnement et donc isoler plus facilement les anomalies responsables de troubles mentaux.

Le Dr Daniel Amen, neuroscientifique clinique et psychiatre de l'enfance et de l'adolescence, se sert de technologies d'imagerie du cerveau depuis des années. Il a recours, entre autres, à une étude par tomographie monophotonique d'émission (TEM) à haute résolution qui lui permet d'examiner en profondeur des parties du cerveau et d'observer son fonctionnement, ce que ne permettent pas le tomodensitogramme et l'imagerie par résonance magnétique (IRM).

Selon le Dr Amen, les études TEM révèlent qu'une hyperactivité du système limbique profond s'accompagne généralement de négativisme ou de pessimisme chez le patient. Cette hyperactivité est étroitement liée à la dépression. Les régions limbique et paralimbique comprennent l'hippocampe, l'amygdale et les parties du cortex entorhinal du cerveau. Alors que l'hippocampe contrôle la mémoire et aide le cerveau à apprendre et à assimiler l'information, l'amygdale, pour sa part, gère la peur et l'anxiété.

De plus, le système limbique comporte les noyaux antérieur et médial du thalamus, les parties basale et médiale du néostriatum et l'hypothalamus. Le système limbique profond se situe près du centre du cerveau et a approximativement la taille d'une noix de Grenoble. Le Dr Amen a découvert que des anomalies des neurotransmetteurs, soit la noradrénaline et la sérotonine, pouvaient entraîner une accélération du métabolisme du système limbique profond [16].

Je suis absolument convaincu que l'on finira par se servir de l'imagerie du cerveau pour poser des diagnostics de dépression et d'autres troubles mentaux bien plus rapidement qu'on ne le fait actuellement. De plus, en isolant les substances chimiques, les hormones et les neurotransmetteurs associés aux différentes régions fonctionnelles du cerveau, nous serons en mesure de traiter la dépression de façon nettement plus efficace.

Notez cependant que le système limbique profond inclut l'hypothalamus. Il s'agit du même organe sujet à l'hyperactivité qui fait partie de l'axe hypothalamo-hypophyso-surrénalien (HHS) que je vous ai déjà décrit. Tout semble indiquer qu'un lien hormonal entre l'hypothalamus et le cerveau peut contribuer à la dépression, et pas seulement en relation avec les autres glandes hormonales (telles que l'hypophyse et la glande surrénale).

Si un système limbique hyperactif (qui comporte l'hypothalamus) est associé au négativisme et au pessimisme, deux aspects de la dépression, il est probable que l'hyperactivité de l'axe HHS en soit la cause.

Encore une fois, nous en revenons à la libération des hormones de réaction au stress !

LE STRESS CHRONIQUE ET LA DÉPRESSION

Non seulement la dépression cause-t-elle un certain niveau de stress, mais le stress chronique est l'un des principaux indicateurs de la dépression. La dépression, la maladie et le stress semblent former un cycle vicieux.

Un jour, George, l'un de mes patients, m'a confié qu'il croyait que son travail le tuait, puis il m'a décrit sa situation. Eh bien ! Il ne pensait pas si bien dire !

George avait travaillé au même endroit depuis un certain nombre d'années et, à plus de quatre reprises, il s'était fait refuser une promotion. Il lui semblait toujours avoir du mal à respecter les délais déraisonnables qu'on lui imposait et à satisfaire un patron impossible. Lorsque ce dernier lui avait demandé de porter une cravate au travail, il avait obtempéré, malgré le fait qu'il occupait un poste modulaire et n'avait aucun contact avec les clients. Ensuite, parce que son patron s'était plaint de son écriture même si George, la plupart du temps, tapait ses notes de service concernant les projets, il s'était efforcé d'écrire plus lisiblement. Et comment oublier les rapports qu'il ne présentait pas assez rapidement... selon ses superviseurs ! Bref, peu importe les efforts déployés, il n'arrivait pas à satisfaire son patron.

Puisque George souffrait de stress chronique, je décidai donc de lui prescrire un changement d'emploi.

J'ai rencontré un certain nombre d'enfants qui ressentent ce même type de stress à long terme dans leur relation avec leurs parents. Il est rare qu'on les félicite ou que l'on reconnaisse leur bon comportement ou le bon caractère manifesté. Au contraire, leurs parents les comparent continuellement à leurs frères et sœurs : à la grande sœur qui a obtenu de meilleures notes ou au petit frère plus sportif. Le stress chronique familial constitue la pire forme de stress car on ne peut y échapper. Nous, les adultes, pouvons au moins, à la fin d'une journée de travail, laisser derrière nous notre stress pour un moment, mais où l'enfant peut-il se réfugier si ses parents exigent toujours la perfection, davantage d'efforts ou un meilleur rendement ?

La capacité qu'a une personne de combattre le stress chronique détermine inéluctablement si elle succombera ou non à une dépression chronique.

Les femmes et la dépression

Pour des raisons qui restent obscures, la dépression atteint presque deux fois plus de femmes que d'hommes. Il s'agit peut-être d'un déséquilibre hormonal qui favorise la libération des hormones de stress.

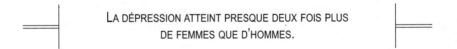

LA DÉPRESSION ATTEINT PRESQUE DEUX FOIS PLUS DE FEMMES QUE D'HOMMES.

De façon générale, les femmes sont plus à risque après avoir accouché, mais également au cours de variations hormonales telles que les menstruations et la ménopause.

Le syndrome prémenstruel, ou SPM, peut entraîner des symptômes de dépression, par exemple la tristesse, un manque de plaisir, une perte d'énergie, des sentiments de nullité, de l'insomnie et des problèmes de concentration. Comparez ces symptômes à ceux de la dépression et vous constaterez que la concordance est frappante. Un certain nombre de médecins traitent les femmes atteintes du SPM au moyen d'antidépresseurs.

LE FACTEUR HORMONAL

Tout comme les hormones sexuelles peuvent bouleverser les fonctions psychologiques et physiologiques (esprit et corps), les variations hormonales dues au stress peuvent nous prédisposer à la dépression ou même la causer.

Il se peut que ce soit le facteur hormonal qui empêche certaines personnes qui traversent des circonstances dépressives de sombrer dans une dépression, alors que d'autres y succombent immédiatement.

On appelle axe HHS le système hormonal qui régularise la réaction du corps au stress. L'hypothalamus, l'hypophyse et les glandes surrénales comptent parmi les glandes endocrines les plus importantes. Les hormones qu'elles produisent agissent en harmonie.

On peut observer une hyperactivité de l'axe HHS chez bon nombre de personnes dépressives, car leur corps libère un excès d'hormones de stress. Dans ce cas, presque *tout* facteur de stress à long terme peut engendrer un sentiment de perte de contrôle, circonstance qui peut mener à la dépression. Une source de stress peut être aussi insignifiante qu'un patron qui vous assigne une tâche particulièrement difficile, ou que le besoin de jongler, en tant que parent, avec l'horaire de ses adolescents.

Le sentiment de perte de contrôle peut signaler à l'hypothalamus la nécessité de produire davantage de corticolibérine, bien que le corps réagit différemment d'une personne à une autre. Chez certaines personnes, l'axe HHS est tellement hyperactif que toute menace, physique ou psychologique, entraîne une surproduction de corticolibérine.

Dans ce cas, il se produit une série d'événements, une sorte de réaction en chaîne que rien ne peut arrêter. Premièrement, l'hypophyse libère de la corticotrophine (hormone) qui encourage les glandes surrénales à produire davantage de cortisol, entraînant les conséquences fâcheuses que nous avons vues dans les chapitres précédents.

Le cortisol rend plus alerte et peut donc causer de l'insomnie. Certaines personnes dépressives semblent disposer de peu d'énergie physique, parfois même jusqu'à éprouver de la difficulté à se tenir debout. Elles peuvent par ailleurs avoir une énergie mentale débordante, nommée réaction vigilante, qui peut les empêcher de dormir. Elles finissent par se sentir épuisées, tout en n'ayant pas sommeil. C'est là un indice courant de dépression.

Une personne en dépression a l'impression de perdre encore davantage la maîtrise de sa vie. Sa condition s'aggrave: la perte de maîtrise accrue entraîne une surproduction de corticolibérine, de corticotrophine, de cortisol et par conséquent une maîtrise de sa vie encore moindre. Toucher le fond devient alors inévitable.

En Amérique, nous semblons être confrontés à une épidémie de dépression que je crois liée directement à notre incapacité de gérer notre stress. Une personne sujette à la dépression a du mal à se remettre d'une situation de stress. Les hormones destinées à y réagir temporairement s'emballent, risquant de donner lieu à un sérieux déséquilibre hormonal et, par conséquent, à des troubles psychologiques et physiques graves.

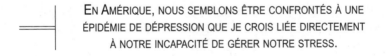

EN AMÉRIQUE, NOUS SEMBLONS ÊTRE CONFRONTÉS À UNE ÉPIDÉMIE DE DÉPRESSION QUE JE CROIS LIÉE DIRECTEMENT À NOTRE INCAPACITÉ DE GÉRER NOTRE STRESS.

LE SYNDROME DE CUSHING

Il y a quelques années, un médecin anglais du nom de Sir Harvey Cushing a noté que certains de ses patients obèses souffraient d'un type d'obésité différent de celui qui accablait la majorité d'entre eux. Ils souffraient d'obésité tronculaire prononcée alors que leurs membres restaient minces. Certains avaient accumulé un tel amas graisseux au niveau de la nuque qu'on aurait dit une bosse de bison. Par ailleurs, ils présentaient une pilosité importante, des vergetures violacées sur l'abdomen et ils se sentaient généralement faibles et fatigués, découragés et déprimés.

Chez certains des patients du Dr Cushing, la dépression était telle qu'ils se suicidaient. Les autopsies, dans tous les cas, révélèrent une tumeur à l'hypophyse. Voilà pourquoi on a donné à cette maladie le nom de syndrome de Cushing.

Les victimes de ce syndrome présentaient également de graves symptômes tels que l'hypertension, l'ostéoporose, l'œdème (enflure due à une rétention d'eau) et du glucose dans l'urine. Les femmes qui en étaient atteintes avaient en plus tendance à ne pas avoir de menstruations (aménorrhée [17]).

On sait maintenant que tous ces symptômes résultent d'une surproduction de cortisol par les glandes surrénales. Dans le cas du syndrome de Cushing, ce phénomène était provoqué par l'excès de corticotrophine produit par la tumeur à l'hypophyse. Nous savons aujourd'hui que cette surproduction est toujours la cause du syndrome de Cushing, même en l'absence d'une tumeur à l'hypophyse.

Grâce à une étude effectuée sur cette maladie, des chercheurs ont découvert que les personnes dépressives présentaient des niveaux élevés de corticolibérine, de corticotrophine et de cortisol. Il s'agissait là d'une découverte importante qui établissait un lien entre les hormones de stress et la dépression, et grâce à laquelle les psychiatres sont maintenant en mesure de mieux traiter la dépression clinique.

Nous pouvons raisonnablement présumer que si les personnes atteintes du syndrome de Cushing sont plus sujettes à la dépression, toutes les autres dont le corps produit une grande quantité de cortisol pourraient également l'être. Ce n'est toutefois pas nécessairement le cas. Seulement près de la moitié de celles qui présentent un taux élevé de cortisol engendré par des facteurs autres que le syndrome de Cushing font des dépressions [18].

Les patients qui prennent de fortes doses de Prednisone, un glucocorticoïde synthétique qui agit comme la cortisone, courent de sérieux risques de souffrir de dépression.

DE L'AIDE POUR LES GRANDS DÉPRIMÉS

C'est généralement à une combinaison de psychothérapie et de médicaments que les grands déprimés réagissent le mieux. La dépression résultant habituellement d'un déséquilibre des neurotransmetteurs du cerveau, bon nombre de psychiatres ont recours aux antidépresseurs pour agir sur ces derniers. Les anciens antidépresseurs, notamment les inhibiteurs de la monoamine-oxydase (MAO) et les antidépresseurs tricycliques, Elavil, par exemple, avaient des effets secondaires importants et bien supérieurs aux plus récents, tels que les inhibiteurs spécifiques du recaptage de la sérotonine, comme le Prozac, le Zoloft et le Paxil. Les patients sont donc plus enclins à les prendre tel qu'on les leur a prescrits.

Habituellement, il faut compter plusieurs semaines avant de noter une amélioration de l'état du patient. Dans certains cas, une combinaison d'antidépresseurs peut s'avérer utile, particulièrement si le patient ne semble pas réagir à un type unique de médicament.

Si un grand déprimé ne réagit pas aux antidépresseurs, son psychiatre recommande habituellement l'électroconvulsothérapie (TEC), communément appelée « électrochoc [19] ». Près de 80 à 90 p. 100 des grands déprimés font de nets progrès à la suite de séances de ce genre. Il s'agit toutefois d'une forme de thérapie réservée aux grands déprimés qui ne réagissent pas aux médicaments classiques.

Dans le passé, quand on procédait à une électroconvulsothérapie ou électrochoc, on avait recours à un courant électrique excessif qui causait des lésions au cerveau, une perte de mémoire, des convulsions et des blessures physiques. De nos jours cependant, on utilise un courant moindre, ce qui semble ne causer ni dommage au cerveau ni perte de mémoire. Les personnes qui ont essayé sans succès toutes sortes d'antidépresseurs et de combinaisons de ce type de médicament, ainsi que toute forme de psychothérapie, sont de bons candidats à l'électrochoc.

La consultation et la psychothérapie

Je trouve intéressant qu'au cours de l'histoire un certain nombre de psychiatres et de psychologues célèbres aient commencé leur étude de la dépression par celle des émotions associées au stress.

Sigmund Freud voyait la dépression comme une colère réprimée provoquée par des traumatismes vécus à l'enfance et des conflits non résolus, ensevelis sous plusieurs couches de mécanismes de défense tels que le déni.

Selon lui, une personne pouvait pénétrer ces mécanismes de défense et résoudre ses conflits d'enfance. Le processus psychoanalytique qu'il préconisait comprenait d'innombrables heures de conversation avec un psychiatre de formation.

Bien qu'un certain nombre de traumatismes vécus à l'enfance prédisposent une personne à la dépression, il n'a pas toujours été facile d'établir ce lien. L'incidence des cas de dépression chez les enfants de parents divorcés est élevée, particulièrement en présence de conflits de famille fréquents. Il reste que ceux qui ont vécu des événements traumatisants à l'enfance ne sont pas nécessairement voués à une vie de dépression.

Ayant analysé les rêves de ses patients, à la recherche de signes d'animosité ou de colère réprimées, le Dr Aaron Beck, psychiatre formé en théorie freudienne, a découvert que, souvent, les rêves ne sont qu'une image de la pensée consciente ou de la perception de soi de tous les jours. Il a également eu recours à un outil freudien de base nommé *association libre* qui consiste à amener le patient à exprimer ce qui lui vient à l'esprit de façon spontanée. Le Dr Beck s'est aperçu que ces séances, qui se voulaient thérapeutiques, étaient pour les patients beaucoup plus pénibles qu'agréables. Par contre, face à une approche plus pratique de résolution de leurs problèmes, ses patients avaient tendance à faire des progrès très rapides. Finalement, le Dr Beck décida de travailler à aider ses patients à changer ou à reconditionner leur pensée automatique ou immédiate. Cette approche psychologique fut baptisée *thérapie cognitive* ou *thérapie comportementale et cognitive* (TCC).

Le Dr Beck finit par voir la dépression comme un *trouble de la pensée*, une façon négative d'aborder la vie et ses circonstances, plutôt que de la colère refoulée[20].

Grâce à la thérapie cognitive, on enseigne aux personnes déprimées à identifier et à gérer leurs pensées négatives, celles qui peuvent mener à la dépression. Le thérapeute cognitif enseigne à ses patients déprimés comment reconnaître le schème de pensée automatique qu'ils ont tendance à adopter quand ils se trouvent dans leur pire état d'âme, puis à s'armer contre ces pensées négatives.

Un jour, alors que je discutais de cette approche avec un collègue, il m'a parlé d'une dame déprimée qui se croyait détestée de tous, et que nous appellerons Joanne. Lors de sa séance de thérapie, Joanne avait raconté que le matin même sa coiffeuse ne lui avait pour ainsi dire pas adressé la parole. Elle était donc convaincue que cette dernière la rejetait, ce que mon ami, thérapeute cognitif, avait contesté en lui expliquant que sa coiffeuse était sans doute de mauvaise humeur ou qu'elle s'était peut-être disputée avec son patron ou son copain quelques instants auparavant.

Le thérapeute doit aider son patient à mettre en doute ses schèmes de pensée automatiques en lui fournissant des preuves à l'encontre de ses présomptions et de ses conclusions. Comme élément de preuve, mon ami avait fait remarquer à Joanne que lorsqu'elle s'était présentée à son rendez-vous, elle avait vu sa coiffeuse raccrocher violemment le combiné du téléphone.

En thérapie cognitive, le patient apprend à ne pas accepter sa pensée automatique au premier abord mais plutôt à l'analyser, à l'examiner et à la questionner. Il prend l'habitude d'étudier sa pensée et de mettre en doute toute croyance, supposition ou prévision négative.

En gros, un thérapeute cognitif encourage ses patients à se détourner de leur façon de penser négative, puis leur apprend à reconnaître et à questionner leurs anciennes présomptions comme « Personne ne m'aime », par exemple. Lorsqu'on réussit à maîtriser sa façon de penser négative, les attentes désagréables perdent leur pouvoir de réalisation.

Grâce à la thérapie cognitive, on a pu obtenir des résultats remarquables dans des cas de dépression mineure ou modérée. Il ne faut souvent aux patients que quelques semaines ou quelques mois pour obtenir de tels résultats.

L'INCAPACITÉ APPRISE ET LA DÉPRESSION INTENSIFIÉE

D'après une étude, les proches des grands déprimés courent environ dix fois plus de risques d'être atteints de dépression au cours des deux prochaines générations, en raison, je crois, de leurs gènes et d'un processus d'apprentissage, particulièrement l'« incapacité apprise [21] ».

Alors qu'il était étudiant de troisième cycle à la University of Pennsylvania, Martin Seligman, aidé d'un camarade de classe, mena une recherche qui leur permit à tous deux de constater que l'incapacité s'apprend et peut donc être désapprise. Ensemble, ils étudièrent le comportement de chiens entraînés selon les méthodes du Dr Pavlov. Tous les jours, Seligman et ses associés exposaient les chiens à deux stimuli simultanés, soit un son aigu accompagné d'un bref choc électrique, s'attendant à ce que les chiens finissent par faire le lien entre les deux et, par conséquent, réagissent au son comme à une source de douleur.

On plaça donc les chiens dans une boîte séparée en deux compartiments par un muret assez bas pour qu'ils puissent apprendre à sauter par-dessus. Cependant, au lieu de le franchir pour éviter le choc électrique, ils se couchaient en gémissant, sans même essayer de se sauver. Les jeunes chercheurs étaient perplexes.

À cause de cette réaction des chiens, Seligman et son collègue furent incapables de mettre à l'épreuve leur théorie sur les sons. Au fond, les chiens avaient appris qu'ils ne pouvaient pas éviter le choc, alors pourquoi essayer ? Autrement dit, ils avaient appris l'incapacité. Plus tard, dans ses écrits, Seligman a énoncé que les chiens victimes de l'incapacité apprise présentaient plusieurs caractéristiques psychologiques semblables à celles des gens déprimés [22].

« Il ne m'arrive jamais rien de bon. »

« Je vis ma vie selon la loi de Murphy : si quelque chose peut aller mal, il est certain que, tôt ou tard, elle ira mal. »

« C'est ainsi depuis toujours et ce sera toujours ainsi. »

Ces commentaires, et d'autres semblables, reflètent une attitude d'incapacité et sont considérés par les médecins comme des explications pessimistes, comme a tendance à l'être toute remarque liée à cette affliction.

Seligman a défini de tels commentaires comme le *style explicatif*, une expression recherchée pour décrire la façon habituelle adoptée par une personne pour expliquer ou interpréter ses mauvaises expériences [23].

Le style explicatif, formé dès l'enfance et l'adolescence, dépend, en grande partie, de notre sentiment d'inutilité, d'impuissance, ou au contraire, de valeur ou de mérite.

Le style explicatif couvre également les champs suivants :

La permanence ou la persistance

Selon Seligman, les personnes qui ont appris l'incapacité pensent que le malheur les suivra *toujours* et baissent donc rapidement les bras dans des circonstances fâcheuses qu'elles présagent comme permanentes. Elles ont souvent tendance à trop généraliser ou à déformer la vérité, ce dont nous discuterons au chapitre 12[24].

Annie, l'orpheline aux cheveux roux frisés du film à succès du même nom, chantait son éternel optimisme : « Le soleil brillera demain. » Bien que pauvre et abandonnée, Annie refuse de se croire orpheline à jamais. Elle n'a pas appris l'incapacité et son caractère reflète d'ailleurs tout le contraire, c'est-à-dire l'espoir.

La généralisation

Seligman a pu noter que les personnes qui fournissent des excuses universelles pour leurs erreurs croient qu'une seule expérience peut déterminer ce que sera le reste de leur vie. Elles considèrent qu'il suffit d'un revers dans un domaine pour que leur *vie entière* soit un échec. Elles ont aussi tendance à trop généraliser et à adopter une façon de penser que l'on peut qualifier de « tout ou rien ». Quelque déficience dans un aspect de leur vie et voilà reflétée leur identité entière. De telles personnes sont sans cesse à la recherche de la perfection.

La personnalisation

Les personnes impuissantes personnalisent les échecs externes et peuvent se reprocher les conséquences d'un événement hors de leur contrôle, par exemple se sentir coupables d'une perte financière parce qu'elles n'ont pas prévu la chute du marché boursier de 1929. Certaines des personnes ayant tendance à personnaliser préfèrent accuser les autres plutôt que porter elles-mêmes le blâme. Dans l'exemple du marché boursier, elles auraient pu accuser un comptable malhonnête, un analyste ou un représentant du gouvernement. La personnalisation peut être interne ou externe. Les personnes qui voient les événements externes comme indépendants de leur être jouissent d'une plus grande estime de soi. Celles qui, par contre, intériorisent et se culpabilisent face à leurs malheurs ont tendance à se croire inutiles, impuissantes et sans défense, ce qui entraîne une piètre estime d'elles-mêmes.

UNE PERCEPTION MALSAINE

Les personnes qui apprennent l'incapacité baissent facilement les bras et pensent qu'un malheur suivra l'autre. Poussant les choses au noir, elles ne voient en l'avenir que morosité et obscurité.

Il leur suffit de faire brûler leur pain grillé pour penser qu'elles ne peuvent *rien* faire de bien. Elles se culpabilisent injustement. Tout comme les chiens de Seligman, elles abandonnent en gémissant au lieu de tenter de s'en sortir : elles sont psychologiquement prisonnières de leur « façon de penser malsaine ».

Ces mauvaises perceptions doivent être changées, et c'est chose possible. Heureusement, on peut désapprendre un comportement que l'on a appris. Personne n'est tenu de vivre un état d'impuissance à tout jamais.

Dans les chapitres suivants, vous apprendrez comment remplacer votre « façon de penser malsaine », négative, par une façon de penser rationnelle, et désapprendre ainsi votre incapacité.

Nous avons appris, en grande partie, le comportement que nous adoptons et pouvons donc le désapprendre, même s'il est inscrit dans nos gènes.

Chapitre 7

LE CERCLE VICIEUX DES SENTIMENTS DE CULPABILITÉ ET DE HONTE

Lorsque Becky s'est présentée à mon bureau, elle se disait « bien mal en point ». Alors âgée de trente-cinq ans, elle occupait un poste de rédactrice en chef d'un magazine à tirage restreint. Son travail représentait une source de stress importante, en raison des délais qu'elle devait respecter. De plus, l'entreprise pour laquelle elle travaillait était très mal organisée, rendant le milieu de travail généralement chaotique. Le propriétaire, un homme d'humeur imprévisible qui perdait parfois la maîtrise de lui, congédiait inopinément son personnel, lorsqu'il était le moindrement contrarié.

Les années de chaos émotionnel avaient eu raison de la santé de Becky. Bon nombre de ses amis avaient perdu leur emploi ou avaient été victimes de violence psychologique au travail. Son patron ne lui donnait jamais d'augmentation de salaire, mais en accordait aux femmes qui lui faisaient du charme ou qui étaient disposées à lui accorder des faveurs sexuelles. Quant à Becky, il ne faisait que la critiquer et l'humilier.

Becky ressentait beaucoup d'amertume et de ressentiment envers lui et le jugeait responsable de bon nombre de ses problèmes. Elle éprouvait par ailleurs de la honte. Obèse et d'apparence ordinaire, elle se sentait humiliée par lui chaque fois qu'ils se croisaient : par ses expressions faciales, ses paroles et son « attitude de rejet » en général, il exprimait clairement son mécontentement. D'ailleurs, m'avoua-t-elle, cela faisait longtemps qu'elle cherchait à disparaître en se dissimulant sous un gros chandail ; ce qu'elle fit dans ma salle d'examen.

Becky souffrait de sclérose en plaques.

Après avoir discuté longuement avec elle, je ne pus que conclure que son état de santé était lié, en partie, à une vie émotionnelle turbulente. Il fallait la soulager de ses souffrances émotionnelles avant même de traiter ses problèmes physiques.

Becky ressentait non seulement de l'amertume face à son travail, mais aussi une grande *honte*, une émotion terriblement toxique.

La honte est, par définition, le sentiment pénible d'avoir perdu le respect d'autrui, à cause de la façon dont on s'est comporté, des péchés que l'on a commis ou de l'incompétence que nous attribuent les autres. La honte s'empare de nous lorsque nous nous sentons déshonorés ou disgraciés à la suite d'événements regrettables, fâcheux ou scandaleux.

LES SENTIMENTS DE CULPABILITÉ ET DE HONTE CHRONIQUES PEUVENT MENER À LA DÉPRESSION

Je me soucie en particulier des sentiments de culpabilité et de honte pour la raison suivante : ils sont communément liés à la dépression sévère. La dépression circonstancielle, quant à elle, résulte habituellement de grands malheurs, comme par exemple la perte de son conjoint, de son enfant, de son emploi ou de sa maison, ou encore l'échec de son mariage.

Les sentiments de culpabilité et de honte sont aussi enracinés dans ce qui n'aurait *pas* dû avoir lieu que dans ce qui *a effectivement* eu lieu. La culpabilité, c'est le sentiment d'avoir commis une erreur ou un acte répréhensible sur le plan des lois ou d'un certain code d'éthique. On souffre parce qu'on se reproche des actes qu'on sait immoraux, inacceptables, criminels ou assimilés au péché. La honte, par contre, résulte habituellement des actions d'une *autre* personne que la société juge immorales, inacceptables, criminelles ou assimilées au péché. La honte est la projection sur la victime du comportement répréhensible de son «tortionnaire».

LES SENTIMENTS DE CULPABILITÉ ET DE HONTE SONT AUSSI ENRACINÉS DANS CE QUI N'AURAIT PAS DÛ AVOIR LIEU QUE DANS CE QUI A EFFECTIVEMENT EU LIEU.

Nous réagissons tous différemment aux sentiments de culpabilité et de honte. La honte a tendance à susciter en nous un sentiment de profonde tristesse et à nous priver de l'estime que nous avons de nous-même. La culpabilité, quant à elle, éveille en nous un certain degré de colère à l'idée d'avoir été pris en flagrant délit ou simplement d'avoir été victimes de notre propre faiblesse. Par contre, ces deux sentiments peuvent nous porter à nous sentir dévalorisés, nuls et impuissants, ce qui peut mener à une dépression et à de nombreuses émotions toxiques, comme par exemple la colère et l'anxiété qui stimulent une réaction au stress.

Bon nombre d'entre nous faisons le lien entre la honte et le souvenir d'avoir été rejetés, d'où les sentiments d'impuissance, de nullité ou une piètre estime de soi qui sont à l'origine d'une dépression chez certains et de sentiments de colère, de ressentiment et de rage chez d'autres.

Les sentiments de culpabilité et de honte créent un cercle vicieux de pensées négatives. Ces émotions ne mènent *jamais* à la liberté, à la force et à la santé, tant émotionnelles que physiques.

LE LOUR FARDEAU DES SENTIMENTS DE CULPABILITÉ ET DE HONTE

Les personnes qui se sentent coupables ou qui éprouvent de la honte se tiennent souvent les épaules rentrées et la tête basse.

Elles semblent vouloir se cacher, comme le faisait Becky sous son chandail. C'est par instinct que nous nous recroquevillons ou que nous cherchons ainsi à nous cacher, lorsque nous nous trouvons dans une situation qui pourrait nous causer un grand embarras ou des sentiments de culpabilité ou de honte. On voit souvent, par exemple, les personnes qui se font arrêter se cacher le visage sous l'œil critique du public ou devant les caméras des médias.

Adam et Ève ressentirent une grande honte dans le jardin d'Eden après avoir désobéi à Dieu et ils tentèrent effectivement de se cacher, se sentant embarrassés, nus et démasqués. C'est cela, la honte : nous croyons ne pas être dignes d'approbation, nous sommes embarrassés, comme si nous avions exposé notre insignifiance. Lorsque nous éprouvons de la honte, nous avons l'impression que tous les gens que nous rencontrons nous connaissent à fond, nous observent attentivement et nous jugent, même si notre raison nous dit que la plupart d'entre eux ne nous connaissent même pas ou se fichent pas mal de nous.

Où apprenons-nous la honte ?

Malheureusement, bon nombre de personnes apprennent la honte au cours de leur enfance, et ce qui est plus grave encore, c'est qu'elles l'ont apprise de leurs parents, lorsque ceux-ci les ridiculisaient ou les humiliaient devant leurs frères et sœurs, ou devant leurs pairs. Un professeur, un entraîneur ou toute autre personne en position d'autorité, et même un petit dur à l'école, peut humilier un enfant et le couvrir de honte.

La violence sexuelle et physique peut également porter un enfant à grandir dans la honte. Les enfants qui ont des troubles d'apprentissage comme la dyslexie ou qui souffrent d'hyperactivité avec déficit de l'attention peuvent être jugés stupides, lents, imbéciles ou incapables d'apprendre. Ces humiliations peuvent susciter chez eux des sentiments de honte qui les affecteront pendant des années.

Malheureusement, les souffrances des enfants qui portent le fardeau de la honte les suivent jusqu'à l'âge adulte. Les adultes qui ont profondément refoulé ce sentiment craignent souvent les rapports intimes et reportent leur peur de s'engager dans leur mariage. Ils tentent d'entretenir une relation, allant parfois de mariage en mariage, de rupture en rupture, sans jamais vraiment faire le lien entre ce comportement autodestructeur et la honte qu'ils répriment au fond de leur être, comme un poids gigantesque et invisible.

Ils peuvent finir par passer d'une aventure à une autre, d'un divorce à un autre, d'un emploi à un autre, et donner l'impression de saboter leurs relations intimes. En fait, leur honte semble leur donner de vivre dans une sorte de jungle de relations interpersonnelles. Évidemment, ces échecs répétés ne font qu'aggraver la piètre estime qu'ils ont d'eux-mêmes et leurs sentiments d'échec et d'affliction. Jusqu'au fond d'elles-mêmes, ces personnes sont convaincues d'être véritablement détestables et indignes de l'amitié de qui que ce soit.

Ces émotions mènent souvent à une dépression majeure. La honte peut également encourager la toxicomanie, l'alcoolisme, des troubles alimentaires, un amour du jeu incontrôlable, ainsi que d'autres comportements compulsifs.

Une honte légitime ou imméritée ?

En Amérique du Nord, on compte par millions les personnes qui éprouvent une grande honte face à leurs habitudes de vie et comportements abusifs passés : aventures, avortements, agressions sexuelles et viols, pour n'en nommer que quelques-uns.

Couverte de honte, Jane vint me consulter voilà quelques années. Souffrant de fatigue chronique et de fybromyosite sévère, elle me raconta, au cours de son examen, avoir vécu un divorce environ deux ans avant le début de ses problèmes de santé.

Juste avant qu'elle ne divorce, elle avait appris dans des circonstances inhabituelles que son mari avait une aventure avec sa voisine... qui était aussi sa meilleure amie. En fait, le mari de la voisine en question, ayant découvert leur relation, s'était rendu chez Jane, à la recherche de l'amant de sa femme. L'y ayant trouvé, il lui administra une telle raclée que ce dernier avait dû être hospitalisé tout près de chez lui et mis aux soins intensifs pendant environ deux semaines.

En épouse dévouée, tous les jours, Jane lui rendait visite et l'entourait de soins, sans avoir bien compris ce qui avait provoqué la colère de son voisin. Deux semaines plus tard, s'étant rendue à l'hôpital comme d'habitude, elle avait appris que son mari était parti, aux dires des infirmières, avec sa petite amie qui était venue le chercher. Jane avait donc fini par comprendre l'affaire et, dès lors, elle s'était sentie humiliée et honteuse.

Au lieu de traiter son mari de vaurien, elle m'avoua s'être mise à se sentir coupable. Selon elle, si elle avait été plus mince et plus attirante, son mari ne l'aurait pas quittée pour son amie qui possédait justement ces qualités.

J'expliquai à Jane la différence qui existe entre la honte légitime et la honte imméritée. La honte légitime provient d'un acte que nous savons répréhensible et pour lequel nous éprouvons des remords (sinon pour l'acte lui-même, mais pour nous être fait prendre). La honte imméritée, quant à elle, se manifeste même si nous n'avons rien fait de mal, mais que nous sommes simplement les victimes innocentes du péché, du crime ou de la conduite inacceptable d'une autre personne dont nous assumons la faute. C'est ce que l'on appelle la «personnalisation» qui fait partie des dix croyances négatives, ou distorsion cognitive, que nous verrons au chapitre 12.

Dans le cas de honte légitime, nous devons pardonner à quiconque nous a fait du tort, demander à Dieu de nous pardonner, puis nous pardonner nous-mêmes. Dans le cas de honte imméritée, nous devons apprendre à reconnaître notre innocence, demander à Dieu de nous aider à nous détacher de la personne qui a péché, et pardonner à la personne qui nous a fait du mal, afin de nous libérer du fardeau de nos émotions.

Jane choisit donc de reconnaître sa fausse culpabilité, de pardonner à son mari et à sa meilleure amie et de recouvrer ainsi la santé émotionnelle. Cela ne fut pas chose facile, et ça l'est d'ailleurs rarement. Il lui fallut environ trois mois pour pardonner et se libérer de toute honte, à la suite de quoi elle se rendit compte, à sa grande surprise, qu'elle ne souffrait plus ni de fibromyosite, ni de fatigue chronique.

LE CERVEAU D'UNE PART ET LE CŒUR DE L'AUTRE

Comme toute émotion toxique qui porte atteinte à notre santé, la dépression causée par les sentiments de culpabilité et de honte est principalement une question de cœur. Cependant, la plupart d'entre nous n'écoutons pas notre cœur, mais notre cerveau.

Le cerveau contrôle tout le corps, tout le temps. Conçu pour être constamment sur un certain qui-vive, il traite nos perceptions et nos émotions, même la nuit, et cherche à comprendre ce qui se passe en nous, en vue de nous aider à réagir avec diligence.

Le cerveau est un organe protecteur et territorial. Paul Pearsall a écrit ce qui suit à ce sujet :

> Le cerveau est difficilement distrait de son union potentiellement mortelle avec le corps car il est contraint de l'emporter sur l'être humain. Selon l'auteur Thomas Moore, le mot latin *vocatio* signifie marquer un temps d'arrêt au milieu de notre labeur de tous les jours pour prendre le temps de nous émerveiller devant la vie. Parce que le cerveau a pour principale fonction de réussir et non de s'arrêter à la connexion que

chérit le cœur, il permet rarement ces temps d'arrêt[1].
(traduction libre)

Pearsall soutient que le cerveau affiche une personnalité de type A, et le cœur, de type B. En d'autres mots, le cerveau est toujours pressé, donc mal à l'aise en temps d'arrêt. Il existe un lien très étroit entre la maladie et la personnalité de type A, caractérisée par la critique, le jugement, la dureté, le cynisme, les accusations, l'autorité et le refus de pardonner.

> LE CERVEAU AFFICHE UNE PERSONNALITÉ DE TYPE A,
> ET LE CŒUR, DE TYPE B.

Par contre, de nature douce et détendue, la personnalité de type B a besoin de relations durables et d'intimité. Pendant que le cerveau semble vouloir « faire la fête », comme le dit Pearsall, le cœur a besoin de « tisser des liens ».

Toujours selon lui, le cerveau, de nature pessimiste, est partisan des pronoms « je, moi et le mien ». Le psychologue Mihaly Csikszentmihalyi va jusqu'à affirmer que le cerveau tend à être pessimiste parce que nos ancêtres devaient toujours être prêts à se défendre contre les prédateurs[2].

Lorsque le cerveau est en charge, le cœur – siège des émotions – peut être l'objet d'abus, blessé, exploité, enfin déchiré. Or un cœur déchiré est un cœur rempli de stress et souvent déprimé.

Pearsall a également écrit :

> Après avoir abusé du cœur avec son code cynique et indéfectible de survie avant tout, après l'avoir poussé au-delà de ses limites physiologiques, le cerveau peut affaiblir son propre système de survie. Le cœur est le muscle le plus puissant du corps humain, mais lui aussi peut être victime de tension

et de déchirures causées par les pressions exercées par le cerveau qui vit et qui provoque du stress.

Les gens qui n'écoutent pas leur cœur, mais seulement leur cerveau, risquent sérieusement de souffrir du «syndrome du cœur opprimé» et de voir leur santé se détériorer à force d'abus, de carence affective et d'exploitation de leur côté sensible. Ce monde de plus en plus inhumain dans lequel nous vivons assaille encore davantage notre cœur. Et pourtant, si nous écoutions notre cœur, nous y trouverions notre moi enfant, cette partie de nous la plus sensible qui a la capacité de nous donner la joie de vivre[3]. (traduction libre)

ÉCOUTER SON CŒUR

Comment apprendre à écouter son cœur ?

Bon nombre de médecins que je connais demandent à leurs patients comment ils se sentent. C'est là une question que chacun de nous se pose, en son for intérieur, tous les matins : «Comment est-ce que je me sens aujourd'hui ?» Pour devenir conscient de son propre état émotionnel, il faut plutôt se poser la question suivante : «Quel effet ai-je sur la façon dont se sentent les personnes qui me côtoient ?»

Tout en restant objectif et honnête avec vous-même, si vous constatez qu'elles se sentent manipulées, contrôlées, en colère ou blessées, il y a de fortes chances pour que vous vous laissiez mener par votre cerveau, sans tenir compte de votre cœur, ni de celui de tous les gens que vous rencontrez au passage.

Je crois qu'il est particulièrement important et même essentiel de reconnaître ses sentiments de culpabilité et de honte si l'on veut jouir d'une bonne santé et d'un sentiment de complétude.

Dans la Bible, on nous enseigne ce qui suit : «Le cœur connaît sa propre amertume, et un étranger ne saurait partager sa joie» (Prov. 14. 10). Nos souffrances, nos peines, nos déceptions, les objectifs que nous avons remis à plus tard et nos rêves qui se sont effondrés, tout cela est caché au plus profond de notre cœur.

On peut, en grande partie, soigner sa dépression, au fur et à mesure que l'on arrive à comprendre que le cœur a subi les assauts du cerveau et aussi qu'il est *véritablement* conscient de l'ampleur de ses propres souffrances. En fait, nous n'avons pas besoin de demander aux autres de nous dire comment nous nous sentons, nous le *savons* bien. Nous sommes conscients des émotions que nous ressentons au plus profond de notre âme, que nous sachions y accéder facilement ou non. Notre objectif est d'apprendre à reconnaître ce que notre cœur cherche à nous dire. Pour constater la profondeur de ses souffrances, chacun doit apprendre le langage de son propre cœur.

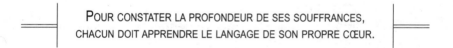

POUR CONSTATER LA PROFONDEUR DE SES SOUFFRANCES, CHACUN DOIT APPRENDRE LE LANGAGE DE SON PROPRE CŒUR.

Un homme ayant survécu au cancer m'a expliqué un jour que son cœur lui «parlait», tout bas. D'après lui, s'il y avait prêté attention plus tôt, il aurait pu s'éviter bien des souffrances physiques. Voici ce qu'il m'a raconté :

> Le cancer m'a appris que lorsque le cœur parle, on dirait un enfant timide qui tire sur la jupe de sa mère pour attirer son attention. Tels les pleurs d'un bébé frustré de ne pouvoir exprimer ses besoins, mon cœur a sangloté, s'exprimant dans un langage qui n'est compréhensible que si on lui permet de participer au dialogue continu entre le cerveau et le corps. Le cœur a une façon tout en douceur de capter notre attention. Pour l'entendre, il faut se concentrer sur sa poitrine, et non sur sa tête[4]. » (traduction libre)

Lorsqu'un nouveau-né vous sourit pour la première fois, lorsque votre bien-aimé vous offre une carte de Saint-Valentin ou que votre adolescent vous serre dans ses bras en vous disant qu'il vous aime, où le ressentez-vous, dans votre cœur ou dans votre cerveau ?

Dans votre cœur, bien sûr !

D'ailleurs, c'est sur notre cœur que nous posons la main lorsque nous nous sentons aimés, acceptés, lorsqu'on nous fait des compliments ou lorsque nous sommes touchés par la générosité de quelqu'un. Par contre, quand on nous fait du mal, cette blessure nous va aussi droit au cœur.

LA BONNE NOUVELLE

Heureusement, on peut réparer un cœur brisé et apprendre à chérir, à entourer de soins et à protéger cette partie la plus sensible et la plus précieuse de notre être.

Linda, dont je vous ai raconté l'histoire au chapitre précédent sur la dépression, a pu combattre la fibromyosite, perdre du poids et se libérer du lien destructeur qui existe entre les sentiments de culpabilité et la dépression. Ayant commencé par reconnaître, d'abord et avant tout, qu'elle *pouvait* changer sa façon de penser négative qui avait été la cause de ses souffrances et de sa dépression, elle a appris à écouter son cœur et à cerner les sentiments qu'elle refoulait depuis longtemps. Elle a également appris à espérer et à croire en l'amour, en l'appréciation, en la joie, en la paix et en la dignité humaine dans le cœur de chacun.

Ce qui s'est passé dans son cœur et dans tout son être peut aussi vous arriver.

Les personnes qui se sentent coupables ou honteuses peuvent trouver une certaine consolation dans le fait que c'est pour effacer la tache que laissent les sentiments de culpabilité et de honte sur notre vie que Jésus est mort sur la croix. Je vous encourage à accepter le merveilleux cadeau de son pardon, ce don gratuit et généreux qu'offre le cœur du Seigneur rempli de miséricorde, don qui libère des émotions toxiques telles que la culpabilité et la honte. Puis, pardonnez-vous et poursuivez votre vie !

Chapitre 8

LA PEUR, CE POISON ÉMOTIONNEL

Marc avait bien failli ne jamais avoir l'occasion de me raconter son histoire. Il est venu me consulter, à la suite du pontage aortocoronarien qu'il avait subi, afin que je lui recommande un régime alimentaire et un programme d'exercices. Je lui ai alors raconté que, depuis quelques mois, je passais mes soirées à effectuer des recherches plus approfondies sur le lien qui existe entre l'esprit et le corps. L'idée que les émotions toxiques puissent souvent être liées aux maladies mortelles suscita son intérêt.

« Donnez-moi un exemple d'émotion toxique », me demanda Marc.

« D'accord, répliquai-je, la peur par exemple. »

Marc me fixa d'un regard surpris. « Lisez-vous dans ma pensée ? », me demanda-t-il.

« Non, pourquoi ? », lui répondis-je.

« Parce que je crois que ce sont mes craintes qui ont mené à cette crise cardiaque et identifié le besoin d'un pontage. »

C'est alors que Marc me raconta ce qui suit. Pendant toute sa vie, les gens l'avaient traité de « trouillard », pas seulement ses camarades, mais aussi son père, son grand-père, son oncle et d'autres adultes. Enfant, on le laissait souvent seul. En effet, ses parents étant pasteurs, la nuit, il n'était pas rare qu'ils soient obligés de se rendre chez leurs paroissiens et qu'ils le laissent en charge, car Marc était l'aîné de la famille. C'était là une responsabilité trop lourde pour lui qui craignait toujours qu'un malheur ne survienne en leur absence ou, pire encore, qu'il ne leur arrive un malheur et qu'ils ne reviennent jamais.

De plus, comme ses parents étaient pasteurs d'une confession religieuse très stricte, Marc avait toujours peur que quelque chose de terrible ne lui arrive, car il était certain d'avoir commis, sans le savoir, des péchés qu'il n'avait pas confessés et qui ne lui avaient donc pas été pardonnés : il craignait le jugement de Dieu.

« Pour couronner le tout, poursuivit Marc, mon grand-père, mon père et mes deux oncles étaient de grands amateurs de plein air, de chasse et de pêche, et ils m'emmenaient avec eux. Mais dormir à la belle étoile dans une tente et entendre la nuit le cri d'animaux que je ne reconnaissais pas, ne me plaisait pas particulièrement. C'est ce qui m'a valu le surnom de "trouillard". »

« Quel lien y a-t-il entre cette histoire et votre crise cardiaque ? », lui demandai-je.

« Eh bien, la nuit où j'ai subi ma crise cardiaque, j'ai entendu des pas sur la galerie en bois contiguë à notre chambre à coucher. C'est en fait ce qui m'a tiré d'un profond sommeil. C'était comme si quelqu'un, chaussé de grosses bottes, essayait de marcher sans faire de bruit. J'aimerais pouvoir vous dire que je me suis levé et que j'ai chassé ce que je croyais être un agresseur, mais ce n'est pas le cas. J'étais comme paralysé, cloué dans mon lit et j'avais des sueurs froides. Plus j'essayais de bouger, moins je le pouvais et plus je prévoyais ce qui se produirait si je le faisais. Mon cœur s'est mis à battre à tout rompre et j'ai soudain ressenti de violentes douleurs à la poitrine. J'imagine que j'ai dû réveiller ma femme, car elle s'est levée et a appelé le service d'urgence avant que je ne puisse l'en empêcher. D'ailleurs, je suis bien content qu'elle l'ait fait. »

Marc était devenu très silencieux. « Je vous en prie, ne dites rien à ma femme. Je ne lui ai jamais parlé des pas que j'ai entendus sur la terrasse. Je ne veux pas qu'elle se fasse du mauvais sang. »

« Vous n'avez jamais eu vent de quelque voleur dans le quartier ? », lui demandai-je.

« Non, répondit-il, mais j'ai appris que la veille, les voisins s'étaient acheté un très gros chien. Quand je repense à cette histoire, je me dis qu'il est très possible que le chien ait franchi la clôture et qu'il se soit promené sur notre terrasse. Ce serait vraiment bizarre que j'aie eu une crise cardiaque simplement à cause d'un chien curieux. »

Ce genre d'expérience se produit fréquemment. Nous sommes nombreux à éprouver, de façon latente, une peur extrême qui peut s'avérer mortelle.

« Mais, me direz-vous, la peur de Marc était sans fondement. »

Cela n'a aucune importance. Même les craintes injustifiées sont perçues par le corps comme étant réelles et véritablement dangereuses. Nous avons tous, un jour ou l'autre, eu peur d'un tuyau d'arrosage, pensant avoir aperçu un serpent, ou d'un tas de poussière ayant l'aspect d'une grosse araignée. Une dame m'a raconté qu'elle avait découvert dans une de ses platebandes un serpent en caoutchouc que les anciens propriétaires de la maison avaient laissé là pour chasser les bestioles qui mangeaient les fleurs. « Sur le coup, je me suis presque évanouie, dit-elle. Heureusement, étant allée chercher une pelle pour le décapiter, j'ai remarqué à mon retour qu'il n'avait pas bougé. Je pense que mon cœur a continué de battre la chamade pendant près de dix minutes. »

Depuis les attaques terroristes du 11 septembre 2001, un nombre inégalé d'Américains sont en proie à la peur et à l'anxiété. Inquiète, une bonne partie de la population a le pressentiment qu'une attaque semblable à celles du 11 septembre pourrait bien se reproduire. La peur de l'inconnu est aussi intense que la peur de ce que l'on sait, et toute forme de crainte peut être mortelle.

CES ÉMOTIONS QUI TUENT

Le lien qui existe entre la peur et la maladie

On croit qu'il existe un lien entre la peur et diverses affections, dont les maladies cardiovasculaires et l'hypertension, les maladies du système digestif – telles que la colite, la maladie de Crohn, le syndrome du côlon irritable et les ulcères –, les maux de têtes et les maladies de la peau, notamment le psoriasis, l'eczéma et l'acné due au stress. En affaiblissant le système immunitaire, la peur peut être la cause d'infections fréquentes ou de maladies mortelles et peut également provoquer une crise cardiaque, comme dans le cas de Marc, ou même la mort.

La peur est une émotion forte qui déclenche une réaction psychologique très vive. Dans l'histoire de l'homme, les cas de peur intenses au point de provoquer la mort sont innombrables.

La Bible, pour commencer, nous donne un parfait exemple de la forte toxicité de la peur. Il s'agit de l'histoire d'un homme qui s'appelait Nabal, nom qui signifie « homme insensé » (voir 1 Sam. 25). À elle seule, la signification de son nom peut être le premier indicateur de ses problèmes de gestion de la colère. Le fait de réagir de façon exagérée et de bouillir de rage ne fait-il pas de nous des personnes insensées, parfois ?

Nabal était un éleveur très prospère qui possédait trois mille moutons et mille chèvres, ce qui représentait assurément un troupeau de taille. Or, dans les déserts, au temps de la Bible, le bétail valait bien plus que l'or.

Les propriétaires de bétail, comme Nabal, avaient alors recours à des gardiens pour protéger leurs troupeaux. C'est ainsi que Nabal eut la chance de se voir offrir les services de David.

À ce moment-là, David avait déjà été sacré roi d'Israël, mais il n'était pas encore monté sur le trône. Saul, le roi en place, rejeté par Dieu mais toujours au pouvoir, mécontent de la situation, voulait tuer David dont il était jaloux. David avait donc dû fuir. Un groupe disparate de plusieurs centaines d'hommes accompagnés de leurs familles avaient suivi ce dernier. Dans le désert, ainsi entouré, il se cachait du roi Saül et de ses hommes. C'est en partie grâce à la nourriture et à l'argent qu'il recevait des éleveurs en guise de « gratification » que David subvenait au besoin de ses hommes.

Lorsque vint la saison de la tonte des moutons et du rassemblement des troupeaux dispersés dans les pâturages, David envoya quelques-uns de ses hommes demander son dû à Nabal, comme cela était la coutume, pour les services rendus tout au long de l'année. Les éleveurs étaient habituellement très généreux à cette période, mais Nabal refusa de payer, prétendant ne connaître ni David ni ses hommes, et ne pas être au courant du travail qu'ils avaient accompli.

En apprenant cela, David entra dans une terrible colère. Cette réponse représentait non seulement un affront mais une perte financière considérable. Il savait que cette nouvelle finirait par se répandre et par inciter d'autres éleveurs à faire de même. Il devait agir. Le futur roi ordonna donc à ses hommes de prendre les armes, décidé à obtenir ce qui lui revenait, quitte à se battre.

Lorsque la femme de Nabal, Abigaïl, eut vent de la bêtise de son mari, elle se mit à la tâche de sauver sa famille. Sans en souffler mot à Nabal et sans faire de bruit, elle pria aussitôt ses domestiques d'apporter à David plusieurs ânes chargés de deux cents pains, de deux outres de vin, de cinq moutons déjà abattus et parés, de cinq boisseaux de grains rôtis, de cent grappes de raisin et de deux cents gâteaux aux figues. Puis elle se rendit auprès de David pour plaider sa cause et celle de sa famille.

Une fois là, elle se prosterna devant lui en lui demandant pardon pour le comportement insensé, avare et méchant de son mari. Elle le supplia d'oublier sa colère, d'accepter le cadeau qu'elle lui avait fait parvenir et d'accorder la paix à sa famille. David accepta.

En retournant chez elle, Abigaïl trouva son mari au beau milieu d'un festin digne d'un roi. Dans la Bible, on peut lire ceci : « ... il était gai et même complètement ivre » (1 Sam. 25. 36). Comme Nabal aurait été incapable de comprendre la raison de ses actes et de réagir de façon rationnelle, ce n'est que le matin suivant qu'Abigaïl lui raconta comment elle les avait tous sauvés. En apprenant à quel point ils étaient venus près d'être tués, lui et ses domestiques, Nabal « reçut un coup au cœur et il devint comme une pierre » (v. 37). Autrement dit, il fut frappé d'une violente crise cardiaque. Il entra dans le coma et mourut dix jours plus tard.

Jésus nous a prévenu que certaines circonstances peuvent avoir lieu, auront lieu et feront en sorte que «... les hommes rendront l'âme de terreur... » (Luc. 21. 26).

Cette peur mortelle peut être provoquée par des événements mondiaux et des crises personnelles, mais elle peut également être causée par le culte vaudou que l'on pratique toujours dans certaines parties du tiers monde. Les morts associées à de tels rituels ont suscité l'intérêt de chercheurs tels que le Dr Regis DeSilva, cardiologue, et Wade Davis, son associé en recherche, qui sont d'avis que c'est la peur qui provoque la mort soudaine[1]. Une réaction excessive au stress, appelée « stimulation sympathique », peut causer la fibrillation du cœur, soit la fibrillation ventriculaire ou la tachycardie ventriculaire, ces deux maladies pouvant entraîner la mort soudaine. Autrement dit, les personnes qui meurent pendant ces rituels sont littéralement effrayées à mort. La peur intense qu'elles ressentent stimule leur système nerveux autonome jusqu'à ce que leur cœur se mette à battre à une vitesse extrême et sans arrêt (fibrillation ventriculaire) et qu'elles en meurent.

> LES PERSONNES QUI MEURENT PENDANT CES RITUELS SONT LITTÉRALEMENT EFFRAYÉES À MORT.

Qu'est-ce qui se passe lorsqu'on a peur ?

L'amygdale (cérébelleuse) est la partie du cerveau qui contrôle la peur et l'anxiété. Elle est située tout au fond du cerveau, près de l'hippocampe, cette partie qui contrôle la mémoire et qui nous aide à apprendre et à retenir.

Comme dans les cas de toute émotion forte et toxique, la peur intense provoque une réaction chimique au niveau du cerveau qui, à son tour, active ces parties cervicales vitales en particulier.

La peur et l'anxiété semblent être étroitement liées. En effet, la peur, c'est un court moment d'anxiété concentrée, la réaction instantanée et intense d'« anxiété ».

La plupart d'entre nous nous remettons vite de la peur qu'il nous est d'ailleurs généralement facile de définir : les bruits que l'on entend la nuit, le conducteur qui nous fait une queue de poisson en pleine heure de pointe à haute vitesse ou un bruit violent qui retentit trop près de nous.

Certaines craintes peuvent se manifester à répétition dans un même environnement. Autrement dit, certaines expériences ou circonstances semblent systématiquement provoquer la peur. C'est ce que l'on appelle une *phobie*. Les phobies sont irrationnelles ; on ne leur trouve généralement aucune explication évidente ou connue. Ainsi, certaines personnes ont une peur exagérée des hauteurs. Bien sûr, la plupart d'entre nous en avons peur, mais une peur raisonnable : il ne nous viendrait pas à l'idée, par exemple, de nous approcher de l'escarpement d'une falaise pour admirer la vallée qui se trouve plusieurs mètres plus bas. Cependant, une personne en proie à une peur extrême ou à une phobie est incapable de monter dans un ascenseur vitré ou de s'approcher de la fenêtre d'un bureau situé au troisième étage.

J'ai récemment entendu parler d'une dame qui a une peur bleue des tigres. Non seulement elle refuse de s'approcher de la « section des félins » au parc zoologique, mais elle fait même en sorte, dans la mesure du possible, de ne pas écouter de films qui les placent plus ou moins en évidence ni même de regarder les photos de tigres des annonces publicitaires et des articles de magazines. Sa peur a beau être irrationnelle, elle ne la ressent pas moins.

On peut dire que la phobie est, en partie, une peur qui vous paralyse et vous empêche de mener une vie normale. Par exemple, une personne qui souffre d'acrophobie (phobie des hauteurs) peut être incapable de traverser un pont élevé sans être prise de panique jusqu'à affecter sa mobilité. Les gens qui souffrent d'agoraphobie (peur des espaces libres et des lieux publics) craignent les aéroports et les supermarchés; les endroits publics leur donnent des sueurs froides. Il existe aussi des phobies d'animaux ou d'insectes précis, des serpents, des rats ou des araignées, pour n'en nommer que quelques-uns.

Lorsque nous sommes pris d'une peur soudaine, notre corps réagit intensément au stress; l'adrénaline libérée dans le sang déclenche immédiatement le plus haut niveau d'alerte et notre corps est prêt à combattre ou à fuir.

La plupart du temps, même dans les cas de peur panique et de phobies, le corps cesse de réagir au stress lorsque les circonstances en cause changent. Toutefois, chez certaines personnes, il continue de réagir et de secréter des hormones de stress, ce qui peut causer des lésions au système cardiovasculaire ou immunitaire.

Qu'elles soient causées par des phobies ou toute autre forme de peur intense, les hormones de stress ainsi libérées peuvent faire augmenter le rythme cardiaque, causer des palpitations, l'hypertension et d'autres symptômes cardiovasculaires désagréables.

L'ANXIÉTÉ, UNE SOLLICITUDE EXCESSIVE ET LA PEUR

Est-il possible de faire preuve d'une sollicitude excessive? Oui. C'est le fait de nous associer ou de nous attacher de façon démesurée à ce qui nous est cher qui mène à une sollicitude excessive.

Si la personne qui fait l'objet de cette attention exagérée vit un stress important, c'est aussi le cas de celle qui la donne !

Lorsque la sollicitude prend une ampleur démesurée, la personne à qui elle s'adresse se met à se sentir inquiète, angoissée, coupable, menacée, effrayée et elle peut aller jusqu'à éprouver de la colère. Comme quelqu'un qui aurait mangé plus de deux kilos de chocolat, elle se sent étouffée et cherche à s'enfuir.

Le Dr Childre a écrit ce qui suit : « La plupart du temps, lorsque les gens sont angoissés, en colère, manipulateurs, et qu'ils ont une réaction exagérée, c'est qu'ils débordent d'attentions pour quelque chose, mais leur approche est épuisante et particulièrement inefficace... Nos véritables bonnes intentions se transforment en manifestations épuisantes sur le plan mental et émotionnel[2]. »

La génération de nos grands-parents avait l'habitude de se calmer en appliquant la formule « Vivre et laisser vivre ». La nôtre, cependant, a tendance à faire exactement le contraire. Comme le tout petit enfant qui aime tant son poussin qu'il le serre dans ses bras jusqu'à l'étouffer, nous embrassons tout de façon trop rigoureuse.

L'une de mes patientes en était le parfait exemple. Brandy était une jolie femme, grande, mince, aux longs cheveux noirs et bouclés. Tout le monde aimait la cotoyer. D'une personnalité rayonnante, elle réussissait à transformer les soirées les plus quelconques en véritables parties de plaisir. Alors pourquoi Brandy, qui avait alors presque cinquante ans, n'avait-elle pas de mariage en perspective ? Et pourquoi donc avait-elle vécu tant de peines d'amour et de relations désastreuses ?

En grande partie à cause de son comportement obligeant à l'excès. C'était une femme très passionnée qui adorait la vie. Elle voulait tellement trouver l'âme sœur que lorsqu'elle finissait par trouver quelqu'un qui lui plaisait, elle le couvrait de tant d'attentions qu'il rompait aussitôt. En effet, dès le début de la relation, elle lui téléphonait continuellement, lui achetait un cadeau après un autre et lui envoyait d'innombrables lettres, notes et autres messages d'amour. Elle s'occupait de rencontrer toute sa famille, d'appeler ses amis, et d'entrer en relation avec tous les gens qu'il connaissait. Comme si cela ne suffisait pas à l'étourdir, elle changeait les aspects de sa personne qu'elle pensait qu'il n'aimait pas. Par exemple, voulant plaire à l'un de ses petits amis qui aimait la musique country, non seulement elle avait porté des jeans et des bottes de cow-boy, mais elle avait été jusqu'à s'acheter un cheval, alors qu'elle n'avait jamais fait d'équitation de sa vie ! Elle n'aimait pas vraiment non plus tout ce qui est du style « western », mais elle pensait devoir ainsi changer parce qu'elle « tenait à lui ».

Ces attentions excessives rendaient anxieux ses petits amis qui rompaient la relation dès qu'ils en avaient l'occasion et Brandy se retrouvait seule, alors que c'est tout le contraire qu'elle recherchait. Sa sollicitude exagérée était en fait la cause de son malheur.

De bien des façons, nous sommes devenus une société contaminée par des personnes qui font preuve d'une sollicitude exagérée.

Quel lien y a-t-il entre la sollicitude exagérée et la peur ? C'est la peur de perdre quelque chose ou quelqu'un qui nous fait agir ainsi. Peut-être la peur de perdre contrôle, de perdre sa propre identité ou de ne pas réussir à faire ce que nous croyons *devoir* faire pour vivre.

Brandy craignait que si elle n'arrivait pas à trouver l'âme sœur, elle ne pourrait jamais vivre la vivre la vie à laquelle elle aspirait.

C'est toujours la peur de l'abandon, du rejet ou d'une perte qui est à l'origine d'une sollicitude exagérée. Lorsque nous réagissons à ces émotions qui nous font peur, nous nous garantissons un comportement psychologiquement et physiquement malsain.

L'ANTIDOTE CONTRE LA PEUR ET L'INQUIÉTUDE

Lorsque vous sentez la peur envahir votre cœur ou lorsque vous craignez de perdre quelque chose ou quelqu'un à tout jamais, prenez le temps de vous poser la question suivante : « Qu'est-ce qui semble susciter cette crainte, *en ce moment* précis ? » Efforcez-vous de trouver la cause exacte du stress et de la peur que vous ressentez, puis cherchez à résoudre le problème.

Faites-vous preuve d'une sollicitude exagérée ? Prétendez-vous à des choses futiles ou à des réalisations qui ne font peut-être pas partie du plan que Dieu a pour vous ? En faites-vous trop, jusqu'à vous causer du stress, ou à en causer à la personne qui vous tient le plus à cœur ?

La foi est le meilleur antidote contre la peur. C'est croire que Dieu est maître en toute chose et que nous pouvons compter sur lui pour faire ce qui convient le mieux à chacun d'entre nous. Je vous encourage fortement à choisir de croire que Dieu est présent dans votre vie et dans celle des gens qui vous entourent. Choisissez de croire que Dieu contrôle toutes les situations et toutes les circonstances. La foi est toujours une affaire de choix, un choix que je vous encourage à faire chaque jour.

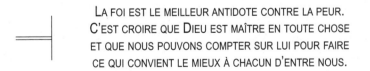

LA FOI EST LE MEILLEUR ANTIDOTE CONTRE LA PEUR. C'EST CROIRE QUE DIEU EST MAÎTRE EN TOUTE CHOSE ET QUE NOUS POUVONS COMPTER SUR LUI POUR FAIRE CE QUI CONVIENT LE MIEUX À CHACUN D'ENTRE NOUS.

Jésus a enseigné : « Que votre cœur ne se trouble pas. Croyez en Dieu, croyez aussi en moi » (Jean 14. 1). À plusieurs endroits dans la Bible, Jésus ou un ange de Dieu dit aux gens : « N'ayez pas peur ! » Si vous avez des craintes, que ces paroles de Dieu puissent résonner dans votre cœur à jamais, dans toute situation, circonstance ou relation, et dans tous vos rêves, espoirs et désirs.

Chapitre 9

CES SOUCIS QUI NOUS TUENT

Ce fut presque trop facile. « Je me fais toujours du mauvais sang. Depuis toujours, les gens me surnomment l'"éternelle inquiète" », admit Wanda d'elle-même, ouvertement, à peine entrée dans mon bureau. Dès ce moment-là, il me fut difficile de la voir autrement que comme « Wanda, l'éternelle inquiète ».

Wanda avait compris que le souci, un fort sentiment d'anxiété chronique, était sans doute la source des nombreux malaises dont elle souffrait. Je devais trouver un moyen de traiter non seulement ses symptômes physiques, mais aussi ses inquiétudes.

Dans l'ensemble, nous sommes un peuple inquiet. Selon le rapport Mitchum portant sur le stress dans les années 1990, le travail, l'argent et la famille sont des sources constantes de stress pour la plupart des gens. Plus de la moitié des personnes d'âge adulte se feraient surtout du mauvais sang pour les questions de travail et d'argent[1].

En Amérique du Nord, les troubles mentaux les plus communs ont pour cause l'anxiété. Par exemple, environ dix-neuf millions d'Américains en sont atteints. Selon un sondage effectué par le magazine *Time* et par CNN, huit mois après les événements du 11 septembre, presque les deux tiers de la population américaine repensaient aux attaques terroristes « quelques fois par semaine » au moins[1].

Comme pour la peur, on a pu établir un lien entre l'anxiété et de nombreuses maladies mortelles telles que les maladies cardiovasculaires, l'hypertension, la colite et la maladie de Crohn, le syndrome du côlon irritable, les ulcères, les maux de tête, les maladies de la peau, notamment le psoriasis, l'eczéma et l'acné due au stress, ainsi que l'affaiblissement du système immunitaire en général, ce qui peut entraîner des maladies encore plus sérieuses.

Toutefois, bon nombre d'entre nous, contrairement à Wanda, ne croyons pas qu'il soit mauvais d'avoir tendance à s'inquiéter. Laissez-moi vous demander tout de suite ceci :

Avez-vous de la difficulté à dormir parce que vous craignez de perdre votre emploi ? Sentez-vous votre estomac se nouer, lorsque vous pensez au marché boursier ou à votre plan de retraite ?

Vous faites-vous du mauvais sang toute la matinée si votre patron arrive au travail de mauvaise humeur ?

Vous semble-t-il que vous vous couchez épuisé et découragé après avoir regardé, pendant plusieurs heures consécutives, des émissions d'information et des programmes de grande écoute où il semble n'être question que de violence, de terreur ou de guerre ?

Êtes-vous *conscient* que vous sacrifiez votre santé à vous inquiéter ainsi de votre prochaine étape de carrière ?

Qu'est-ce qu'un trouble anxieux ?

L'anxiété est le sentiment d'appréhension désagréable qui accompagne les symptômes physiques tels que les mains moites, une respiration superficielle, un rythme cardiaque rapide et une nervosité générale. Plus paralysante que la peur, l'anxiété est un sentiment qui dure longtemps, même une fois le danger passé.

Dans son état moindre, on parle simplement d'« inquiétude » ou de « souci », mais l'anxiété peut être très intense. Dans de tels cas, il peut s'agir de troubles anxieux. C'est ce qu'on appelle dans le jargon médical *anxiété pathologique*.

Plutôt communs, les troubles d'anxiété comprennent le trouble anxieux, le syndrome de stress post-traumatique, le trouble panique, le trouble obsessionnel-compulsif et les phobies.

Certains troubles d'anxiété sont physiquement plus dangereux que d'autres, en particulier ceux qui poussent le corps à produire des hormones de stress, même une fois le danger passé. Étudions-les de plus près.

Le trouble d'anxiété généralisée
Le trouble d'anxiété généralisée est un état d'angoisse habituellement chronique. Les personnes qui en souffrent sont angoissées pour toutes sortes de raisons et ce, presque de façon continue. Si elles ne se tracassent pas à cause du prix du lait, elles s'inquiètent de ce qui *pourrait* venir perturber leurs plans de voyage, ou se demandent si elles ont bien verrouillé toutes les portes avant de partir faire leurs courses. Elles sont persuadées que la vie leur réserve toujours *quelque bonne raison* de se faire du mauvais sang. Souvent, elles n'arrivent pas à comprendre pourquoi les autres ne semblent pas davantage préoccupés, et elles peuvent même avoir l'impression de devoir s'inquiéter parce que personne d'autre ne semble s'en charger.

Le syndrome de stress post-traumatique
Le syndrome de stress post-traumatique (SSPT) se manifeste généralement à la suite d'une épreuve terrible comme par exemple un viol, une expérience de piraterie routière, un vol à main armée ou tout autre événement traumatisant. Un certain nombre d'anciens combattants du Vietnam ont souffert du SSPT. Cette forme de trouble anxieux peut aussi être causée par un divorce ou par la mort d'un être cher.

Les victimes du SSPT peuvent passer une journée entière à se remémorer, mentalement et émotionnellement, un événement ou une série d'événements qui leur a causé du stress ; elles peuvent même en rêver la nuit. Il peut aussi leur arriver de réagir de façon exagérée à de simples événements ou à des objets inanimés qui leur rappellent des souvenirs traumatisants.

L'une de mes patientes, que j'appellerai Andrea, avait été victime d'un vol à main armée alors qu'elle travaillait un soir dans une petite épicerie aux abords de la ville. Un homme masqué était entré alors qu'elle fermait boutique. Lui pointant son fusil à la tempe, il l'avait forcée à se jeter face contre terre, puis, ayant vidé la caisse, il s'était enfui.

Encore à ce jour, plus d'un an après, Andrea est prise d'une grande anxiété lorsqu'elle entend le grincement d'une porte qui s'ouvre, qu'elle reconnaît l'odeur du produit nettoyant qui servait à laver le plancher de l'épicerie en question, ou qu'elle passe simplement devant ce genre d'établissement.

Certaines personnes ne ressentent les effets du syndrome de stress post-traumatique que plusieurs années après l'événement. Un monsieur m'a raconté avoir vécu un incident similaire en Israël, plusieurs années auparavant. Se trouvant dans la région située à l'extrême nord des hauteurs du Golan, il avait entendu le bruit d'une fusée d'essai qui décolle et s'était aussitôt jeté face contre terre. Il avait eu de la peine à se relever et était resté comme figé dans cette position pendant de longues minutes. Par bonheur, s'étant trouvé là seul avec sa femme et leur guide privé, il n'avait pas vraiment eu honte de sa réaction mais il était resté troublé d'avoir pu encore ressentir une peur aussi intense, car cela faisait quand même trente ans qu'il avait fait la guerre au Vietnam. « Je n'arrivais pas à croire la rapidité de mon réflexe, me dit-il. Je croyais que tout cela était derrière moi. » Certaines personnes ne se remettent jamais complètement du SSPT.

Le trouble panique

Un nombre étonnamment élevé de Nord-Américains, dont 2,4 millions d'adultes aux États-Unis seulement, souffrent de trouble panique[2]. Cette maladie chronique se manifeste de façon soudaine et inattendue par une terreur ou une anxiété profonde. La crise de panique peut survenir lorsqu'on est au volant de sa voiture au beau milieu d'une autoroute achalandée ou dans un auditorium, pendant une rencontre parents-maîtres. Elle est souvent accompagnée de la peur d'une catastrophe imminente. Le fait de ne pas savoir quand et où elle se manifestera ne fait qu'accroître l'état d'anxiété du sujet.

> UN NOMBRE ÉTONNAMMENT ÉLEVÉ DE NORD-AMÉRICAINS, DONT 2,4 MILLIONS D'ADULTES AUX ÉTATS-UNIS SEULEMENT, SOUFFRENT DE TROUBLE PANIQUE.

Une crise de panique cause une réaction au stress type : la libération d'adrénaline dans le sang. Comme dans le cas d'une peur soudaine et d'autres émotions toxiques, cette adrénaline va droit au cœur qui se met à battre plus vite et plus fort. Il n'est pas rare, lors d'une crise de panique, que la victime ait aussi des palpitations et puisse même ressentir des douleurs à la poitrine si vives qu'elle pense succomber à une crise cardiaque. Elle peut non seulement aussi avoir les mains moites, la bouche sèche, la nausée et des douleurs abdominales, mais elle peut se mettre à trembler, être prise de vertiges et avoir l'impression d'étouffer.

Un autre de mes patients, du nom de Mike, vint me consulter parce qu'il était pris de crises de panique extrêmes au moins une fois par semaine, habituellement lorsqu'il conduisait sa voiture. En plus de ressentir des douleurs soudaines à la poitrine et un engourdissement de son bras gauche ; il avait des palpitations et respirait avec difficulté. Pensant toujours être pris d'une crise cardiaque, il se rendait immédiatement à la clinique d'urgence la plus proche. Mike était d'autant plus anxieux qu'il ne savait jamais s'il s'agissait d'une véritable crise cardiaque.

Jusqu'au jour où il commença à se faire traiter contre le trouble panique, Mike payait chaque mois un bon moment pour des traitements dans des cliniques d'urgence.

Lors d'une crise de panique, la tension artérielle peut atteindre un niveau fort élevé. L'un de mes patients, pris d'une telle crise alors qu'il se trouvait dans mon bureau, avait vu sa tension artérielle grimper à 220/140 puis chuter à 120/80, une fois la crise passée. Avec le temps, ces hauts et ces bas infligés au corps à répétition peuvent finir par causer de l'hypertension, des maladies cardiovasculaires ou un accident vasculaire cérébral.

Le trouble obsessionnel-compulsif

Le trouble obsessionnel-compulsif est une autre forme de trouble anxieux qui s'accompagne d'un afflux d'idées et de pensées troublantes. C'est cette partie obsessionnelle du trouble qui porte ses victimes à établir des rituels systématiques et répétitifs dans le but d'éloigner ces mauvaises pensées. Lady Macbeth, de la tragédie de Shakespeare intitulée *Macbeth*, est parmi les personnages théâtraux les plus connus de la littérature anglaise qui illustrent bien le trouble obsessionnel-compulsif. Ayant commis un crime, Lady Macbeth ne cesse de se laver les mains qu'elle voit tachées de sang, dans l'espoir de se libérer du sentiment de culpabilité qui la dévore. Naturellement, son comportement répétitif et insensé est absolument inutile et ne lui procure aucun soulagement. Ce rituel systématique et répétitif, c'est ce qui constitue la partie compulsive du trouble.

Le trouble obsessionnel-compulsif est très communément associé aux microbes. Les personnes qui en souffrent se lavent les mains régulièrement et cérémonieusement chaque fois qu'elles touchent à quelque chose, que ce soit une poignée de porte, un crayon ou un téléphone. D'autres s'esquivent plutôt que de risquer de devoir serrer la main. D'autres encore se lavent les mains des centaines de fois par jour. Même si bon nombre d'entre elles se rendent compte que leurs rituels sont insensés, elles sont incapables de faire autrement.

J'eus l'occasion de rencontrer ce comportement poussé à l'extrême chez l'une de mes patientes. En effet, Eloise, une dame d'âge moyen, se lavait constamment les mains et passait ses journées et ses nuits entières à essayer de débarrasser sa maison des microbes. Du matin au soir, elle faisait le ménage et passait l'aspirateur. Quiconque allait chez elle devait enlever ses chaussures avant d'entrer. Munie d'un flacon pulvérisateur, elle suivait ses invités à la trace, désinfectant au passage les poignées de porte et les comptoirs qu'ils touchaient. Vous pouvez imaginer le stress qu'elle causait à ceux et celles qui la visitaient. En fait, son comportement ne la ménageait pas non plus. Effectivement, lorsqu'elle vint me consulter, elle était nerveuse, agitée et épuisée. Je lui prescrivis donc des médicaments et l'orientai vers un psychothérapeute.

Les troubles que j'ai énumérés ci-dessus, soit le trouble d'anxiété généralisée, le syndrome de stress post-traumatique, le trouble panique et le trouble obsessionnel-compulsif, entraînent tous une réaction au stress, et par conséquent des niveaux élevés d'adrénaline et de cortisol.

LES FORMES LES PLUS COMMUNES DE L'ANXIÉTÉ

L'inquiétude généralisée
Environ dix-neuf millions d'Américains souffrent de troubles anxieux, mais ils sont bien plus nombreux encore à souffrir d'une légère forme d'anxiété qui n'a pas encore atteint un niveau alarmant. Même l'anxiété intense ou chronique n'est pas nécessairement de nature pathologique, c'est-à-dire synonyme de troubles émotionnels et mentaux. Bon nombre de ces personnes se font du mauvais sang par simple habitude. Elles ont d'emblée tendance à s'imaginer le pire. Par exemple, si leur adolescent emprunte la voiture un soir, elles passent la soirée à s'imaginer qu'il pourrait mourir dans un accident de la route. Ou encore, si elles veulent

aller rendre visite à leurs petits-enfants, elles se mettent à craindre la présence de terroristes dans l'avion.

Ces personnes peuvent avoir de la difficulté à dormir à force de s'imaginer des tas de choses terribles. Comme dans le cas de toute habitude qui devient une seconde nature, la crainte généralisée a tendance à s'aggraver avec le temps.

La terreur

La terreur entraîne une façon de pensée irrationnelle qui peut mener à son tour au découragement et au désespoir. Plus l'anxiété et la terreur sont intenses, plus le corps libère des hormones de stress.

Le souci des choses matérielles

Il arrive souvent que les objets, plus que les personnes, soient la source de notre anxiété. Nous habitons dans un monde qui semble hanté par le concept de consommation. Nous ne sommes plus des êtres humains mais des « avoirs humains » ! Nous collectionnons et conservons toutes sortes de choses, puis nous faisons des braderies pour nous en débarrasser, nous payons pour entreposer ce dont nous nous servons rarement, et nous passons des heures innombrables à faire des emplettes pour trouver des objets que nous voulons remplacer, améliorer, ou ajouter à ceux que nous possédons déjà. Bien des gens accordent une attention excessive à leurs affaires, passant des heures à les trier, à les nettoyer et à simplement les manipuler, surtout peut-être les appareils électroniques qu'ils n'ont toujours pas réussi à faire fonctionner.

Une dame m'a récemment raconté qu'elle avait toujours su reconnaître quand son fils, d'âge universitaire, était tendu. Elle me dit : « Il partait pêcher, ce qui est une bonne activité de détente, ou il passait des heures qu'il aurait pu réserver à ses études à mettre de l'ordre dans son coffre à pêche. » Ce jeune homme accordait une attention démesurée à ses choses. Dans son cas, cependant, c'était là le reflet de son stress et non la cause.

La Bible est sévère envers ceux qui se préoccupent trop de leur argent et de leur possessions matérielles :

« Celui qui se confie dans ses richesses tombera, mais les justes verdiront comme le feuillage » (Prov. 11. 28).

Jésus a enseigné ceci : « Cherchez premièrement le royaume et la justice de Dieu ; et toutes ces choses vous seront données par-dessus » (Matt. 6. 33). Pour chercher le royaume de Dieu, il faut être profondément reconnaissant de ce que le Seigneur vous a donné et être déterminé à consacrer du temps de qualité, seul avec Dieu, dans la prière et la lecture de la Bible. La recherche du royaume de Dieu avant tout tranche nettement avec la recherche de la richesse, du prestige ou des possessions matérielles – ainsi qu'avec le fait de vouloir contrôler les autres ou nos situations.

LE LIEN ENTRE L'ANXIÉTÉ ET LA MALADIE

On a pu établir un lien entre l'anxiété et bon nombre de troubles physiques et de maladies sérieuses dont les maladies cardiovasculaires, les ulcères, le syndrome du côlon irritable et les maladies causées par un système immunitaire affaibli. De tous ces maux, le mal de tête, que ce soit sous forme de céphalée de tension ou de migraine, est le plus courant.

La tension est la cause de 90 p. 100 des maux de tête[3]. Rares sont les gens qui n'en ont jamais souffert. Les céphalées de tension sont habituellement causées par une période de travail intense, des relations difficiles ou des difficultés financières. Je ne peux qu'imaginer le nombre de personnes qui passent cette nuit d'avril (date limite) à faire leurs impôts et qui ont ensuite de la difficulté à s'endormir parce qu'elles souffrent d'une terrible céphalée de tension.

L'anxiété cause le type de stress qui s'attaque aux muscles du haut du dos et du cou. Ces muscles, à force de se contracter, s'épuisent et entrent en spasme, provoquant un mal de tête.

Les migraines, quant à elles, sont d'origine vasculaire : elles sont provoquées par la dilatation des vaisseaux sanguins de la tête. Le même stress responsable des céphalées de tension peut déclencher la douleur atroce qui accompagne les migraines, mais il s'en prend dans ce cas aux vaisseaux sanguins plutôt qu'aux muscles.

Si vous avez souvent mal à la tête, c'est votre corps qui cherche à vous dire qu'il est malade et que vous devez le soigner. Il arrive souvent que le stress soit en cause – un trop-plein d'anxiété ou de soucis. Pour enrayer un début de mal de tête, il suffit souvent de faire de simples exercices de relaxation et de recentrage sur soi.

L'anxiété et les maladies cardiovasculaires

Les troubles anxieux, que ce soit le syndrome du stress post-traumatique, le trouble obsessionnel-compulsif ou le trouble d'anxiété généralisée, déclenchent une réaction au stress et, par conséquent, une surproduction d'adrénaline. La tension artérielle est très sensible à cette adrénaline dont l'excès peut la faire monter en flèche. Lorsque cela se produit, la paroi endothéliale lisse des artères coronaire et carotide en particulier peut subir de minuscules lésions, généralement là où les artères se divisent.

Si le sang est chargé de dépôts graisseux qui fait en sorte que les plaquettes deviennent plus adhérentes et plus sujettes aux amas, cela prédispose le sujet aux maladies cardiovasculaires et à l'accumulation de plaque.

Plusieurs études ont révélé que les personnes qui souffrent de troubles anxieux sont plus sujettes aux maladies liées à l'artère carotide. Selon une étude menée sur quatre ans, les hommes qui avaient ressenti de l'anxiété pendant une longue période de temps couraient plus de risques de souffrir d'une accumulation de plaque dans leur artère carotide que les hommes qui n'avait pas souffert d'anxiété chronique[4].

Grâce à certaines recherches, on a pu établir un lien entre la coronaropathie et les troubles paniques, ainsi qu'entre les maladies cardiovasculaires et le souci. Selon une étude en particulier, l'anxiété et la mort soudaine seraient liées, et les chercheurs ont pu conclure que c'est l'arythmie ventriculaire (rythme cardiaque excessif) qui aurait pu causer la mort soudaine de certaines personnes souffrant de troubles anxieux, et non la crise cardiaque qui est généralement le résultat d'une coagulation sanguine[5].

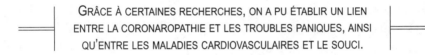

GRÂCE À CERTAINES RECHERCHES, ON A PU ÉTABLIR UN LIEN ENTRE LA CORONAROPATHIE ET LES TROUBLES PANIQUES, AINSI QU'ENTRE LES MALADIES CARDIOVASCULAIRES ET LE SOUCI.

L'anxiété et les ulcères

Depuis bien des siècles, les acupuncteurs chinois sont convaincus que l'estomac et à la rate sont sensibles à l'anxiété. Ils ont peut-être raison, car nous découvrons sans cesse de nouveaux liens entre l'esprit et le corps. En ce qui a trait aux ulcères, cette théorie semble influer sur l'activité d'une bactérie en particulier.

En effet, les chercheurs en médecine d'aujourd'hui croient que 95 p. 100 des patients qui souffrent d'ulcères duodénaux et 80 p. 100 de ceux qui souffrent d'ulcères gastriques ont contracté l'Helicobacter pylori (H. pylori[6]). Peut-il vraiment y avoir un lien entre l'anxiété et cette bactérie ?

Pour commencer, le stress ralentit de façon significative la production de sucs gastriques, y compris l'acide hydrochlorique et les enzymes digestives. Le corps intercepte par ailleurs le flux sanguin destiné au tube digestif pour le rediriger vers les muscles, en vue d'une réaction de combat ou de fuite.

Autrement dit, le stress active le système nerveux autonome et désactive le système nerveux parasympathique qui a pour fonction de faciliter la digestion. C'est le système nerveux qui est actif lorsque nous sommes calmes et détendus. Voilà pourquoi il est important d'être détendu et installé confortablement pour manger.

On court davantage de risques de contracter la bactérie appelée H. pylori, lorsque l'estomac et le tube digestif manquent de sucs digestifs.

La plupart des personnes qui ont contracté cette bactérie ne présentent aucun symptôme ; cependant, la bactérie peut s'attaquer violemment à la muqueuse de l'estomac ou de l'intestin grêle si elle est endommagée par l'aspirine, l'ibuprofène ou d'autres anti-inflammatoires, ou encore par l'alcool ou une infection. Les ulcères se forment dans les régions qui présentent des lésions de plus de cinq millimètres de diamètre.

En présence de lésions ou d'irritation, le H. pylori peut se répandre et aggraver l'inflammation. La plupart des ulcères gastroduodénaux (gastriques dans l'estomac et duodénaux dans la partie initiale de l'intestin grêle) sont causés par la combinaison du H. pylori et des anti-inflammatoires.

Mais quel est le rapport avec l'anxiété ? Nous savons, toutes proportions gardées, que les ulcères sont bien plus courants chez les Nord-Américains que chez les gens du tiers monde, par exemple[7]. Selon la théorie actuelle, c'est parce que les Nord-Américains souffrent davantage de stress et donc de troubles anxieux : les hormones du stress libérées dans le corps étant source de douleur physique, nous cherchons un soulagement auprès des anti-inflammatoires.

L'anxiété et le syndrome du côlon irritable

Le syndrome du côlon irritable, soit le trouble gastrointestinal le plus commun en Amérique du Nord, est un autre trouble fréquent lié à l'anxiété. Environ un Nord-Américain sur cinq en est atteint. Presque 50 p. 100 des patients qui consultent un gastro-entérologue souffrent du syndrome du côlon irritable [8].

Les symptômes de cette affection sont les suivants : douleurs et crampes abdominales, ballonnements ou gonflement de l'abdomen, constipation et diarrhée, présence de mucus dans les selles et besoin extrême et anormalement urgent d'aller à la selle.

Lorsque le corps réagit fortement au stress, le gros intestin se met à l'œuvre spontanément, ce qui cause généralement la diarrhée. Le côlon se contracte davantage (péristaltisme) afin de se vider pour « soulager » le sujet qui s'apprête à combattre ou à fuir.

En même temps, le cerveau commande au gros intestin de se vider et à l'intestin grêle de se remplir, et la motilité (mouvements spontanés) est réduite. La réaction au stress peut parfois engendrer une diminution excessive de l'activité de l'intestin grêle, parallèlement à une activité insuffisante du gros intestin : c'est ce qui cause la constipation. Il arrive souvent que les personnes qui sont atteintes du syndrome du côlon irritable souffrent en alternance de constipation et de diarrhée.

L'anxiété et les autres maladies du tube digestif

Le stress peut aggraver d'autres maladies de l'estomac et des intestins, telles que la colite ulcéreuse et la maladie de Crohn. On note très souvent une rémission de ces maladies lorsque les personnes qui en sont atteintes réussissent à maîtriser leur niveau de stress.

L'anxiété et un système immunitaire affaibli

L'anxiété chronique étant une source de stress, comme c'est le cas de toutes les émotions de ce genre, le système immunitaire s'en trouve affaibli et l'on risque davantage les infections, dont le rhume [9].

La conséquence la plus grave de l'anxiété

La plupart des crises d'anxiété ne sont *pas* fatales mais l'anxiété extrême l'est. On raconte dans la Bible une tragédie se rapportant à l'angoisse extrême, celle d'un couple du nom d'Ananias et de Sapphira (voir Actes 5).

Lors des premiers temps de l'Église chrétienne, à Jérusalem, Ananias et Sapphira firent un don généreux devant tous leurs amis. La présence et le pouvoir miraculeux de Dieu étaient manifestes au sein de ce premier groupe de croyants. Alors que pour certains, comme ce couple, accepter la parole de Dieu et être fidèle à Jésus, le messie, tenait de l'engagement, d'autres membres de leur famille juive ne partageaient pas la même foi. La société en général rejetait ces nouveaux croyants qui devaient, pour assurer leur survie, regrouper leurs ressources. Bon nombre d'entre eux vendaient leurs terres et leurs possessions pour aider ceux qui n'avaient rien, pas même de quoi manger. Ananias et Sapphira annoncèrent donc qu'eux aussi vendraient toutes leurs possessions au nom de la nouvelle Église.

Cependant, ils n'en donnèrent qu'une partie. En effet, ayant retenu une part des arrhes qui leur avaient été versées pour leur terre, ils *prétendirent* avoir remis tout l'argent dans un geste de profonde foi et de générosité, alors qu'en réalité, ils mentaient à leurs amis croyants. Selon la Bible, il semble qu'Ananias et Sapphira n'auraient donné que pour récolter le prestige et la reconnaissance qui accompagnent la générosité, et non par amour ou par bon vouloir. Leur don n'était pas un véritable acte de foi.

L'apôtre Pierre avait la faculté divine de voir qu'Ananias avait trompé l'Église et lorsque ce dernier déposa l'argent à ses pieds, il lui dit ceci : « Ananias, pourquoi Satan a-t-il rempli ton cœur, au point que tu mentes au Saint-Esprit, et que tu aies retenu une partie du prix du champ ? S'il n'avait pas été vendu, ne te restait-il pas ? Et, après qu'il a été vendu, le prix n'était-il pas à ta disposition ? Comment as-tu pu mettre en ton cœur un pareil dessein ? Ce n'est pas à des hommes que tu as menti, mais à Dieu. » En entendant ces paroles, Ananias « tomba et expira » (Actes 5. 3-5).

Trois heures plus tard, Sapphira entra, sans savoir ce qui s'était passé. La mettant à l'épreuve, Pierre lui demanda ceci : « Dis-moi, est-ce à un tel prix que vous avez vendu le champ ? Oui, répondit-elle, c'est à ce prix-là. » Pierre, voyant sa complicité dans la déception, lui raconta la fin qu'avait connu son mari. Selon la Bible : « À l'instant, elle tomba aux pieds de l'apôtre et expira » (Actes 5. 8-10).

Ananias et Sapphira eurent tous deux une crise de panique et connurent une mort soudaine, très probablement provoquée par une arythmie ou une crise cardiaque. Se trouvant dans une situation où ils se sentaient soudain exposés et sujets à la dérision par les personnes qu'ils voulaient impressionner, ils avaient tout à coup compris qu'ils allaient sans doute être rejetés au lieu d'être applaudis, et évités au lieu d'être embrassés. De plus, ils avaient menti à un « géant spirituel » en position de forte autorité. Une exposition soudaine, des événements qui tournent à son désavantage, une confrontation inattendue, voilà de quoi rendre n'importe qui très anxieux. C'est l'accumulation de ces trois coups durs qui a eu raison d'Ananias et de Sapphira.

Soignez la source de votre anxiété avant qu'elle ne vous tue.

Mark Twain dit un jour : « J'ai traversé dans ma vie de dures épreuves dont certaines ont réellement eu lieu. » Bon nombre d'entre nous nous faisons trop de mauvais sang en ce qui concerne l'avenir ou le passé et passons ainsi une bonne partie de notre vie à permettre à nos échecs passés et à la peur de l'avenir de contrôler nos pensées.

Dans Philippiens 4, versets 6 et 7, on peut lire ceci : « Ne vous inquiétez de rien ; mais, en toutes choses, par la prière et la supplication, avec des actions de grâces, faites connaître à Dieu vos demandes. Et la paix de Dieu, qui surpasse toute intelligence, gardera vos cœurs et vos pensées en Jésus-Christ. »

Dans Matthieu 6, Jésus nous apprend à surmonter l'anxiété. Au verset 25, on peut lire : « C'est pourquoi je vous dis : Ne vous inquiétez pas pour votre vie de ce que vous mangerez, ni pour votre corps de quoi vous serez vêtus. » Dans le verset 34, Jésus ajoute : « Ne vous inquiétez donc pas du lendemain car le lendemain s'inquiétera de lui-même. À chaque jour suffit sa peine. » Autrement dit, vivez dans le présent, ne vous souciez ni de l'avenir, ni du passé. Nous devrions plutôt prier et remercier Dieu. Une attitude de gratitude et de reconnaissance est un excellent moyen de nous détendre et de calmer notre esprit. Suivez les conseils prodigués en 1 Pierre 5. 7 : « Déchargez-vous sur lui de tous vos soucis, car il prend soin de vous. »

Chapitre 10

LES PIÈGES PERNICIEUX QUE SONT LE RESSENTIMENT ET L'AMERTUME

Il y a environ dix-huit ans, une petite dame d'âge moyen du nom de Lois vint me consulter pour une forme bénigne d'arthrite qui s'attaquait surtout à ses mains. À ce moment-là, ne sachant que très peu de chose sur le lien qui existe entre l'alimentation, les émotions, le mode de vie et la maladie, je lui prescrivis simplement des anti-inflammatoires courants.

Après une amélioration temporaire, son état empira rapidement et elle se mit à éprouver davantage de douleur, d'enflure et de sensations de chaleur dans les doigts. L'ayant soumise à une analyse de sang, je découvris qu'elle souffrait de polyarthrite rhumatoïde et l'orientai vers un rhumatologue.

Lors de sa première visite, je lui avais demandé de me raconter sa vie. Lois venait tout juste de traverser un divorce pénible. Son mari, après trente ans de mariage, l'avait quittée pour une femme beaucoup plus jeune qu'elle. Comme il avait pas mal de moyens, Lois avait vécu dans un manoir et conduit une voiture de luxe, mais elle se retrouvait maintenant dans un petit appartement et conduisait une voiture usagée et en mauvais état. De plus, la pension alimentaire initiale ne suffisait pas à régler ses factures et aucune entente n'avait encore été conclue concernant le partage des biens.

À la simple mention de son ex-mari, l'attitude et l'expression de Lois avaient changé du tout au tout. La douceur de son visage avait fait place à une expression de hargne. D'une voix grave et chargée de colère, presque en chuchotant, elle m'avait confié qu'elle détestait son mari au point de souhaiter sa mort. Plus elle parlait, plus son regard devenait menaçant et plus elle semblait chargée d'agressivité. C'est carrément en souriant qu'elle m'avait dit souhaiter non seulement qu'il meure, mais qu'il meure d'une mort pénible. Elle voulait qu'il souffre, plus qu'elle n'avait souffert elle-même. J'avais rarement vu un cas de ressentiment et d'amertume aussi flagrant. Ses paroles avaient tellement refroidi l'atmosphère que j'en avais été bouleversé tout l'après-midi.

> C'EST CARRÉMENT EN SOURIANT QU'ELLE M'AVAIT DIT SOUHAITER NON SEULEMENT QU'IL MEURE, MAIS QU'IL MEURE D'UNE MORT PÉNIBLE.

Lois avait certainement de bonnes raisons d'éprouver de l'amertume, mais ce sont les attitudes et non les raisons qui sont causes d'amertume. Elle aurait pu choisir de se sentir *autrement* face à son ex-mari et à son divorce.

En tant que son médecin de famille, j'avais continué de la suivre. Le rhumatologue, de son côté, lui avait prescrit plusieurs médicaments contre la polyarthrite rhumatoïde, mais son état s'était aggravé au fil des mois et des années.

En l'espace de quelques années, cette femme autrefois jolie, douce et gracieuse, était devenue courbée, tordue et contorsionnée. Son visage était figé dans une grimace similaire à celle qu'elle avait esquissée quand elle m'avait parlé de son ex-mari, la première fois, en des termes aussi amers. Elle avait les doigts et les orteils déformés, et son dos et son cou commençaient aussi à se tordre et à fléchir. Il va sans dire qu'elle se tenait très mal.

En discutant avec elle au cours de ces dernières années, je m'étais rendu compte que son amertume et son ressentiment avaient pris le contrôle de sa vie. Encore des années plus tard, elle stigmatisait son ex-mari avec véhémence. Elle le blâmait pour tous ses problèmes et s'était promis de ne jamais lui pardonner. Elle m'avait confié qu'elle se réconfortait la nuit en l'imaginant dans un accident de voiture, en train de souffrir, alors qu'il était coincé et que la voiture prenait feu. Elle m'avait aussi raconté que la pensée qu'un jour, lui et sa nouvelle femme brûleraient en enfer, la consolait.

Lorsque je lui avais demandé si elle croyait être un jour capable de pardonner à son ex-mari, elle m'avait carrément répondu : « Non. J'ai l'intention d'emporter ma rancœur avec moi jusque dans la tombe. »

Même à cette époque, j'avais été atterré par son état émotionnel et j'avais eu l'impression que ses émotions tordues et amères pouvaient être liées à son corps tordu et contorsionné. Je savais ne pas pouvoir l'aider mais elle avait refusé de voir un psychiatre. Elle garda effectivement sa rancune jusqu'à sa mort.

Je suis maintenant tout à fait convaincu que l'amertume et la rancune qu'entretenait cette femme pouvaient même avoir causé sa polyarthrite rhumatoïde. Si elle avait pris la décision difficile de pardonner à son ex-mari, elle aurait peut-être pu prévenir les maux et les souffrances considérables provoqués par son état physique. Son ressentiment avait fini par lui nuire, dans son corps et dans son âme, bien davantage qu'à son ex-mari et à sa nouvelle femme.

Bien qu'à l'heure actuelle, les scientifiques n'aient pas clairement établi de lien entre la maladie et le ressentiment, l'amertume et la culpabilité, on sait que ces émotions sont presque toujours étroitement liées à la colère, à l'anxiété et à la dépression, elles-mêmes inséparables de la maladie en raison de la réaction intense au stress qu'elles provoquent. Je suis absolument convaincu que le ressentiment et l'amertume sont des extensions de la colère, en quelque sorte les cendres encore rougeoyantes de la colère et de l'hostilité persistante. Je suis également convaincu que les gens souffrent beaucoup d'anxiété et de dépression parce qu'ils se sentent coupables d'une faute qu'on ne leur a jamais pardonnée.

Les peuples anciens l'avaient mieux compris que nous!

Un retour dans l'histoire semble nous révéler que les peuples anciens comprenaient beaucoup mieux que nous le lien qui existe entre le ressentiment, l'amertume et la maladie. Déjà dans les années 600 de notre ère, les médecins indiens traditionnels mettaient les guérisseurs en garde contre les cas d'empoisonnement par les émotions toxiques. Le texte indien ayurvédique appelé *Astangahradaya Sustrasthana* fait état de ce qui suit: « Le médecin devrait refuser de traiter le patient... qui se préoccupe d'autres choses... qui est violent, affligé d'une souffrance intérieure profonde, qui est rempli de crainte [1]. »

Autrement dit, selon les guérisseurs, le pronostic des patients en proie à des émotions extrêmement toxiques était nettement moins optimiste. Toujours d'après eux, les émotions toxiques sont plus fortes que la capacité du corps humain d'atteindre l'homéostasie, ou juste équilibre, et plus puissantes que tous les médicaments et les traitements qu'ils pouvaient prescrire.

En plus d'entraver la guérison, les émotions toxiques aggravent la maladie, puisqu'elles obligent le corps à combattre d'autres processus biochimiques. Cela semble particulièrement vrai dans le cas de maladies auto-immunes dont la polyarthrite rhumatoïde est l'une des formes les plus douloureuses et qui évoluent le plus rapidement.

La maladie auto-immune, c'est le système immunitaire qui s'attaque à lui-même. Dans les forces militaires, on appelle *tir ami* une agression perpétrée contre sa propre armée. La personne atteinte d'une maladie auto-immune est constamment soumise au tir ami.

Dans le cas de ce type de maladie, l'« armée » du corps, habituellement prête à s'élancer contre les envahisseurs tels que les cellules cancéreuses, les bactéries et les virus, n'arrive plus à discerner ses ennemis. Elle s'attaque aux organes et aux tissus en parfaite santé, arrivant difficilement à combattre les envahisseurs. Une attaque contre votre organisme par son propre système de défense peut être fatale. Si la mort ne survient pas de façon instantanée ou même rapide, les effets à long terme de la maladie peuvent être extrêmement douloureux, assez paralysants et finalement mortels.

- Dans le cas de la polyarthrite rhumatoïde, le système immunitaire s'attaque aux tissus qui tapissent l'intérieur des articulations (synoviale) et peut finir par les détruire.
- Dans le cas de sclérose en plaques, autre maladie auto-immune, le système immunitaire s'attaque à la gaine de myéline, gaine protectrice du système nerveux.
- Dans le cas de la thyroïdite de Hashimoto, il s'attaque à la glande thyroïde.
- Dans le cas du psoriasis, il s'attaque à la peau.
- Dans le cas de diabète de type 1, il s'attaque aux cellules des îlots pancréatiques.

L'incidence des autres maladies auto-immunes comme par exemple le lupus, la colite ulcéreuse et la maladie de Crohn, semble être de plus en plus fréquente dans notre société.

Dans le cas de maladies auto-immunes, non seulement le corps prend ses propres tissus pour des envahisseurs et se met à les attaquer, mais l'humeur et le bien-être général de la personne atteinte sont presque toujours affectés. La raison en est que le système immunitaire, en attaquant, sécrète des protéines sanguines appelées *cytokines* qui entraînent, on le sait, de la fatigue et la dépression [2].

Le cerveau a la capacité d'envoyer à la fois des signaux hormonaux et nerveux au système nerveux pour l'empêcher de réagir dans des situations de stress. Lorsque cette fonction régulatrice du cerveau est perturbée, le système immunitaire peut redoubler d'activité, augmentant les risques de maladies auto-immunes et de maladies inflammatoires [3].

Selon messieurs Sternberg et Gold, chercheurs dans le domaine des maladies auto-immunes, le cerveau éprouverait aussi de la difficulté à se réguler lui-même lors d'une attaque contre le système immunitaire. Cela aurait pour effet de stimuler la réponse immunitaire, ce qui aggraverait l'inflammation. Ce cercle vicieux peut être dramatique et terrifiant.

Comme je le disais plus tôt, le cerveau et le corps ont des échanges réciproques constants. Le cerveau a la capacité d'empêcher le système immunitaire de réagir dans les situations de stress. Néanmoins, lorsque cette fonction régulatrice est perturbée, l'activité ou réponse immunitaire peut ne pas diminuer et entraîner ainsi une maladie auto-immune [4].

Comme nous l'avons également vu, dans une situation de stress, les glucocorticoïdes comme le cortisol stimulent temporairement le système immunitaire. Le taux de cortisol sécrété est un facteur déterminant du système immunitaire. Lors d'une situation de stress sérieuse comme la mort d'un être cher, les glandes surrénales peuvent sécréter une très grande quantité de cortisol, ce qui mène habituellement à l'immunosuppression, soit l'affaiblissement du système immunitaire.

Dans le cas de stress constant et continu plus banal comme le stress de tous les jours, les glandes surrénales sécrètent une plus petite quantité de cortisol qui n'en stimule pas moins le système immunitaire. Si cela se produit trop souvent, le corps devient plus sujet aux maladies auto-immunes. Il devient confus et ne sait ni s'il doit vraiment combattre ou fuir, ni qui ou quoi il devrait fuir, ni qui ou quoi il devrait combattre !

Dieu nous a donné des glandes surrénales et du cortisol afin de nous permettre de nous tirer de situations dramatiques et de prédateurs dangereux. Cependant, le corps n'a pas été conçu pour produire du cortisol plusieurs fois dans une même journée pour des petits stress quotidiens. Ce goutte à goutte régulier de cortisol envoie le signal suivant : « Activez le système immunitaire ! Nous sommes *sûrement* sous attaque. » Lorsque le corps n'arrive pas à trouver d'envahisseurs étrangers comme des virus et des bactéries, le système immunitaire ne sachant plus quoi faire, peut commencer à s'attaquer à *lui-même*, entraînant une maladie auto-immune.

Je crois sincèrement que Lois fut prisonnière de sa haine jusqu'à sa mort. Elle avait tant alimenté son amertume et son ressentiment en souvenirs qui ne faisaient qu'entretenir ses sentiments de colère, qu'elle détestait non seulement son ex-mari et sa nouvelle femme, mais aussi sa propre vie, la ville où elle habitait, sa façon de vivre, son apparence, la façon dont elle se sentait… et elle-même d'ailleurs.

Peu de temps avant de mourir, Lois avait déménagé, mais j'avais appris d'un membre de sa famille qu'elle était presque complètement paralysée au moment de sa mort, son corps l'ayant emprisonnée avec ses souffrances physiques et émotionnelles.

En apprenant son décès, je n'avais pas pu m'empêcher de penser que toutes ses souffrances atroces avaient été inutiles. Elle avait été si belle, elle avait eu un avenir prometteur devant elle, mais elle avait permis à ses émotions de l'envahir et de lui dérober son potentiel.

COMPRENDRE ET ÉVITER LE PIÈGE QU'EST LA COLÈRE

Un sentiment profond d'injustice à l'origine d'amertume et de ressentiment est souvent entremêlé de colère noire. C'est cela la haine, une émotion réellement toxique pour quiconque et en tout temps.

Tout comme l'amour est l'émotion positive la plus puissante, la haine est la plus négative. Le ressentiment, l'amertume et la colère sont des chemins obscurs qui mènent à cet ensorcellement dangereux.

Bien des gens semblent croire que l'amour et la haine sont comparables aux deux côtés d'une même médaille que nous aurions tous en nous. Je n'en crois rien. Ayant longtemps traité des patients pleins de haine, je dirais qu'il y a très peu, s'il y en a, d'amour dans le cœur d'une personne qui éprouve des sentiments intenses d'amertume, de ressentiment, de colère et de haine. La haine occupe toujours le plus grand espace émotionnel, jusqu'à étouffer toute émotion positive. La haine pure est redoutable et même terrifiante et j'espère ne plus jamais avoir à frôler le mal d'aussi près.

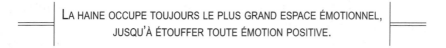

LA HAINE OCCUPE TOUJOURS LE PLUS GRAND ESPACE ÉMOTIONNEL, JUSQU'À ÉTOUFFER TOUTE ÉMOTION POSITIVE.

La haine commence par un grief

Le docteur Fred Luskin est le cofondateur et directeur d'un projet sur le pardon de l'Université de Stanford. Dans son livre intitulé *Forgive For Good* (Le pardon pour de bon), il a bien documenté le concept du grief et son lien avec la haine et le besoin de pardonner.

Un grief, qu'il soit réel ou imaginaire, est une circonstance, un sujet de plainte ou un ressentiment qu'une personne juge injuste ou blessant. Selon Luskin, on parle de grief quand les deux circonstances suivantes coïncident :

- Il nous arrive un désagrément.
- Nous tentons de régler le problème en y pensant trop[5].

Lorsque ces deux situations arrivent simultanément, nous leur accordons trop de place dans notre esprit. Que se passerait-il si vous étiez propriétaire d'un immeuble résidentiel dont vous auriez loué 90 p. 100 des appartements à des bandits, des alcooliques, des drogués et des voleurs ? Vous auriez à faire face à bien des problèmes dont les dommages causés à l'édifice, la diminution de la valeur de la propriété à cause du trafic criminel, et les loyers mensuels impayés. Comme les occupants de ce genre ne vandalisent pas seulement leur propre appartement, mais aussi les espaces communs, les 10 p. 100 restants constitués de locataires respectueux finiraient par devoir assumer le fardeau de l'hypothèque et des réparations de l'édifice.

Tôt ou tard, en tant que propriétaire d'un tel immeuble, vous auriez de sérieux problèmes financiers, ou alors, subjugué par tant de soucis, vous voudriez tout laisser tomber.

Il en est de même de notre bien-être émotionnel, particulièrement en ce qui a trait aux griefs, aux rancunes et aux offenses. Si nous accordons trop de place aux émotions toxiques, ce sont *toutes* nos pensées qui finissent par être touchées, pas seulement celles qui concernent les offenses. À cause de nos blessures, nous devenons rapidement cyniques, méfiants et pessimistes, et parfois même furieux ou déprimés.

La rancune s'accompagne généralement d'une colère extrême. Les personnes rancunières sont constamment irritées, frustrées et hostiles. Elles ont tendance à réagir de façon exagérée à la moindre provocation et dépensent bien plus d'énergie que ne le requiert la situation. Par exemple, si elles se font critiquer à la station-service en route vers le travail, elles ne peuvent pas s'empêcher de rabâcher cette histoire pendant trois jours. La négativité mijote en elles jusqu'à les consumer.

Le docteur Luskin compare tout cela à nos choix de programmes télévisés, et les rancunes et les injustices en particulier à des films d'horreur ou aux chaînes télévisées de sexe ; si une personne regarde trop d'émissions de ce genre, elle tend à éprouver une certaine peur intérieure et de la tension sexuelle. Si par contre elle choisit de regarder de bonnes émissions qui traitent de pureté, d'honnêteté, de justice, de valeurs solides et de comportements moraux corrects, non seulement elle se divertit et peut même s'instruire, mais elle en tire un sentiment de bien-être.

Les griefs s'accompagnent aussi des facteurs suivants :

- On prend le grief trop à cœur.
- On blâme l'offenseur pour la façon dont on se sent.
- On crée un « récit de grief » que l'on ne cesse de raconter.

Un récit de grief, c'est tout simplement le souvenir d'une expérience blessante du passé non cicatrisée qui nous retient prisonnier de souvenirs pénibles. Plus nous racontons et rabâchons notre histoire, plus l'amertume, le ressentiment et la rancune ont tendance à s'accrocher. Chaque fois que nous en faisons le récit, les souffrances, la colère et le ressentiment refont surface. Notre blessure émotionnelle ne se cicatrise jamais parce que nous continuons de gratter la croûte du pardon qui pourrait la protéger.

Selon le docteur Luskin, les histoires de grief constituent un cercle vicieux et sont en fait des tentatives inefficaces de renforcer des règles inapplicables.

Prenez l'exemple suivant. Un soir que j'allais assister à une partie de basket-ball, ayant donné à la préposée cinq dollars pour garer ma voiture dans un grand stationnement, j'assistai à la scène suivante. À l'autre bout du stationnement, on pouvait voir une file de voitures entrer par d'autres issues et se garer sans payer. La préposée, en plus d'être seule, n'avait ni radio ni d'autre moyen de les en empêcher.

Je voyais monter en elle la frustration, alors qu'elle regardait entrer les contrevenants, incapable de percevoir son dû, tout en continuant de faire son travail.

Qui établit les règles ?

Il arrive souvent que nous soyons frustrés par des règlements que nous ne pouvons pas respecter. Cela ne nous empêche pas cependant d'en créer pour les autres, par exemple :

- Nous nous attendons à ce que, en tout temps, tous nos collègues de travail parlent tout bas, ou pas du tout.
- Nous nous attendons à ce que notre patron ou notre superviseur reconnaisse sans cesse notre mérite.
- Nous nous attendons à avoir les mêmes droits et le même salaire pour un même travail, à recevoir la promotion que nous nous sommes méritée et nous nous attendons à ce que nos amis remarquent nos attentions.
- Nous nous attendons à ce que les gens respectent tous leurs délais et opèrent les bons changements. Nous nous attendons à ce que notre conjoint effectue sa part des tâches ménagères, et à ce que les autres conducteurs respectent les feux de signalisation.

Il est impossible sur le plan personnel de rendre ces règles obligatoires. Tant que nous croyons qu'elles *devraient* être appliquées et renforcées en *tout temps*, nous ne serons que frustrés et contrariés.

Il nous arrive parfois d'être ainsi sérieusement frustrés ou contrariés par les règles que l'on semble vouloir nous imposer. Il n'y a pas à dire, nous vivons dans une société légaliste et nous sommes un peuple axé sur les règlements. Il semble y avoir un code pour tout. J'habite dans un immeuble d'habitation en copropriété dont les règlements sont plus nombreux que ceux de la charte de la ville. J'en ai souvent transgressé sans même m'en rendre compte, ce qui m'a valu des centaines de dollars d'amendes.

Je me demande parfois si cela vaut la peine d'habiter dans un condominium, même si l'on évite ainsi de devoir s'occuper de l'immeuble et du terrain. Être propriétaire d'une maison semble moins contraignant !

Nous sommes tous assujettis aux règlements que les autres nous imposent, s'attendant à ce que nous les respections, même si nous n'en sommes pas au courant. Certaines personnes suivent des règles implicites en matière de politesse, d'alimentation, de ce qui est socialement acceptable, de la façon dont leurs voisins entretiennent leur gazon et même de qui est drôle ou non.

Lorsque les autres refusent de se plier à nos règles et que nous ne sommes pas en mesure de les obliger à les respecter, nous devons apprendre à ne *pas* nous frustrer, nous mettre en colère ou éprouver du ressentiment ou de l'amertume. Nous devons faire le choix conscient de ne *pas* nous soucier des détails.

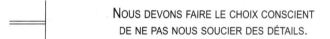

NOUS DEVONS FAIRE LE CHOIX CONSCIENT DE NE PAS NOUS SOUCIER DES DÉTAILS.

Nous devons également cesser de jouer à l'agent de la circulation de l'univers. Tout le monde possède des règles et des critères différents. La meilleure chose à faire, c'est de respecter nos propres critères et de laisser les autres faire à leur gré.

TROUVER LA SOURCE DE L'INJUSTICE

La colère qui s'empare de nous lorsque certaines personnes refusent d'obéir aux règlements entraîne facilement la rancune, l'hostilité et le ressentiment chroniques. La colère *noire* du moment se transforme en colère *inassouvie* qui devient à son tour un outrage persistant. Chaque fois que nous ressassons cette insulte, nous rajoutons une couche de colère au sentiment d'offense déjà présent. Avec le temps, le ressentiment et l'amertume s'intensifient et ce ne sont pas là des émotions qui passent.

Jeter le blâme sur les autres

Le fait de jeter le blâme sur les autres encourage certainement le ressentiment et l'amertume chroniques. La personne amère blâme presque toujours les autres pour son amertume : son conjoint parce qu'il a été infidèle, sa belle-mère parce qu'elle a encouragé le divorce, son père parce qu'il la maltraitait ou son patron parce qu'il avait des attentes déraisonnables. Les personnes en proie à l'amertume pensent que Dieu aurait dû empêcher leur conjoint de partir, leur père de les maltraiter ou l'incendie de ravager leur maison.

Si nous rabâchons sans cesse les injustices commises à notre égard dans le passé, nous n'arriverons jamais à vaincre les sentiments qui nous rongent, d'autant plus que de nouvelles circonstances négatives peuvent venir s'ajouter au divorce, aux mauvais traitements, à l'incendie ou autre, ne faisant qu'alimenter notre sentiment d'injustice.

Les personnes amères formulent souvent les remarques suivantes :

- « Je n'ai pas mérité ce qui m'arrive. »
- « Ça n'aurait pas dû m'arriver. »
- « Ce n'est pas juste. »

Les personnes pleines de ressentiment, quant à elles, disent souvent les choses suivantes :

- « *Oui*, je méritais que cette bonne chose m'arrive, mais c'est quelqu'un d'autre qui l'a obtenue. » Cette « bonne chose », ce peut être une récompense, une promotion ou quelque autre forme de reconnaissance.

- « Personne n'apprécie qui je suis ou ce que je fais. »
- « Je travaille trop et je suis sous-payé. »

D'innombrables patients viennent me consulter, déprimés ou souffrant d'autres malaises émotionnels ou physiques, et me disent ceci :

- « Je n'aurais pas perdu mon emploi si mon collègue n'avait pas rapporté au patron mes retards. » Peu importe à cette personne qu'elle soit arrivée en retard quatre-vingt dix fois sur cent.

- « J'ai été recalé à mon examen et n'ai donc pas obtenu mon diplôme, parce mon professeur ne m'aimait pas. À cause de cela, j'ai été recruté par les forces militaires et j'ai vu les horreurs de la guerre, je n'ai pas terminé mes études collégiales et ma vie est gâchée. » Peu importe qu'il n'ait jamais étudié, qu'il ne se soit jamais présenté aux cours et qu'il n'ait jamais remis ses travaux.

- « J'aurais mené une vie extraordinaire si mon conjoint ne m'avait pas quitté. » Peu importe que la vie avec cette personne ait été tout autre que merveilleuse.

Les personnes qui font porter le blâme aux autres leur reprochent non seulement leurs propres échecs et les événements passés, mais aussi leurs expériences et leurs échecs présents. Longtemps après que l'offenseur a cessé de jouer un rôle actif dans leur vie, elles continuent à le montrer du doigt pour dire ceci : « C'est de ta faute s'il m'arrive du mal. » J'ai un jour entendu une entrevue que donnait un homme qui avait battu sa femme à mort et qui ne se sentait pas le moindrement coupable. « Elle m'a poussé trop loin cette fois », disait-il.

Les personnes qui maîtrisent l'art de blâmer les autres finissent par dépendre d'eux psychologiquement. Incapables de faire face aux situations pénibles qu'elles rencontrent, elles ont l'impression d'être impuissantes, ce qui peut les pousser vers une dépression.

Blâmer Dieu

Comme je l'ai dit précédemment, certaines personnes blâment davantage Dieu pour leurs mauvaises expériences qu'elles ne blâment les autres ou elles-mêmes.

Au cours de ma carrière, j'ai connu plusieurs patients qui ont fini par admettre, habituellement après une longue discussion, qu'ils en voulaient à Dieu. Ils le blâmaient pour la mort de leur conjoint à la suite d'un cancer, pour la perte d'un emploi qui leur tenait à cœur ou pour l'accident qui les avait défigurés, paralysés ou marqués. Certaines personnes blâment Dieu pour *tout* le mal qui leur arrive.

La Bible nous rappelle qu'il nous arrivera toujours du bien et du mal. La vie n'est pas toujours juste. Il arrive que des personnes honnêtes vivent des peines et des souffrances, alors que des personnes malhonnêtes possèdent des richesses, le pouvoir et du prestige. Dieu ne promet pas de protéger ceux et celles qui le servent contre toute la tristesse ou toutes les épreuves de la vie, mais plutôt d'être toujours aux côtés de ceux qui lui obéissent *en tout temps*. Il promet de nous aider à traverser les périodes difficiles, de nous guider dans la « vallée de l'ombre » et de nous préparer à l'avenir qu'il nous souhaite (voir Ps. 23 et Jean 14. 1-4).

Comment vous débarrasser de cette colère et de ce ressentiment que vous éprouvez vis-à-vis de Dieu ? En lui disant ce que vous ressentez ! Dieu n'a jamais condamné les personnes qui avouaient lui en vouloir. Comme l'a dit une certaine femme : « Dieu est assez solide pour recevoir nos coups de colère et de ressentiment. »

Job est un personnage biblique qui faisait part à Dieu en toute sincérité de sa confusion, de ses souffrances et de sa colère. Le psalmiste David, quant a lui, a souvent écrit des psaumes au sujet des différentes blessures que Dieu avait infligées à son âme.

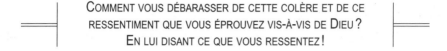

Comment vous débarasser de cette colère et de ce ressentiment que vous éprouvez vis-à-vis de Dieu ? En lui disant ce que vous ressentez !

Lorsque vous aurez parlé sincèrement à Dieu de votre colère, demandez-lui de vous aider à lui faire confiance « malgré tout ». La Bible nous enseigne ceci : « toutes choses coopèrent au bien de ceux qui aiment Dieu, de ceux qui sont appelés selon son dessein » (Rom. 8. 28). Nous ne comprenons peut-être pas pourquoi il nous arrive du mal, mais rappelons-nous que notre vision des choses est limitée à ce qui est maintenant, alors que Dieu a une vision infinie de l'éternité.

Le lien qui existe entre l'envie et le ressentiment

L'envie et le ressentiment sont étroitement liés. Généralement, on donne à l'envie le nom de *jalousie*.

Avez-vous déjà été jaloux ? C'est un sentiment désagréable et même douloureux qui peut vous rendre très malheureux. Être jaloux, c'est éprouver du ressentiment face à quelqu'un qui a un avantage sur vous, et désirer intensément être à sa place. La jalousie mène à la rivalité et à la vengeance qui, à leur tour, peuvent entraîner la colère et l'hostilité.

En plus d'être une émotion qui vous consume, un peu comme la dépression ou l'hostilité, la jalousie vous ronge et déforme tout ce que vous faites et voyez.

Bien des gens pensent qu'ils sont jaloux parce qu'ils aiment quelqu'un au point de ne pas vouloir partager son amitié avec d'autres. Toutefois, la Bible dit ceci : « L'amour (...) n'est pas envieux » (1 Cor. 13. 4).

On peut également y lire les passages suivants :

- Un cœur calme est la vie du corps, mais la jalousie est la carie des os (Prov. 14. 30).
- Car l'irritation tue celui qui est stupide, et la jalousie fait mourir l'imbécile » (Job 5. 2).
- Or, les œuvres de la chair sont évidentes, c'est-à-dire (...) jalousie [entre autres] » (Gal. 5. 19, 21).
- Que ton cœur n'envie pas les pécheurs » (Prov. 23. 17).
- N'envie pas les hommes mauvais et ne désire pas être avec eux » (Prov. 24. 1).

Dans leurs écrits, les auteurs du Nouveau Testament mettaient souvent en garde contre les dangers de la jalousie et affirmaient que la jalousie mène « au désordre et à toute espèce de pratiques mauvaises » (voir Jacques 3. 13-16 ; Gal. 5. 26 et Rom. 13. 13, à titre d'exemples). Selon eux, l'envie est contraire à la sagesse et liée à l'amertume.

La jalousie peut facilement mener à la colère, à l'hostilité, à l'amertume, à la dépression et à d'autres émotions toxiques.

LE BESOIN URGENT DE PARDONNER

Pour vaincre la jalousie et pour cesser de blâmer les autres et éprouver du ressentiment à leur égard, nous devons être prêts à pardonner à ceux qui nous ont offensés.

Un homme et sa femme sont récemment venus me consulter. Rodney avait des palpitations et son visage, ses mains, son dos et ses jambes étaient couverts d'eczéma. Il était mal dans sa peau. Son épouse Edna, une grande femme aux cheveux blonds, souffrait de fatigue chronique et de fibromyalgie.

Ils se mirent à me faire le récit de leur vie et je compris rapidement la situation. Directeur d'une grande entreprise d'informatique, Rodney voyageait beaucoup. Pendant ce temps, Edna restait à la maison pour s'occuper de leurs deux jeunes enfants. Elle occupait aussi une place importante au sein de la communauté chrétienne. Son mari étant absent, elle avait eu une aventure avec un jeune jardinier cubain.

Rodney, au teint d'albâtre et aux cheveux carotte, avait eu des soupçons lorsque leur premier enfant était né avec un teint foncé et des cheveux de jais. En sanglotant, Edna lui avait avoué son aventure, à la suite de laquelle elle était tombée enceinte. Cela avait été un coup terrible pour Rodney.

Ce dernier s'était mis à blâmer Edna pour tous leurs déboires, avant et après son aventure, et pour la douleur qu'ils éprouvaient. Il avait accepté l'enfant comme le sien, mais parlait très peu à sa femme depuis la nouvelle de son infidélité. En grande partie, il avait réprimé sa jalousie, sa colère et sa peine et les avait ensevelies tout au fond de son cœur pendant deux ans. Edna, de son côté, était profondément humiliée et ployait sous la honte.

Avant de leur prescrire des médicaments pour leurs symptômes physiques, j'eus l'occasion de prier avec eux et de demander à Dieu de les aider à lâcher prise. Je les encourageai, avec l'aide de Dieu, à se libérer de leurs émotions toxiques et de leurs vieilles blessures, et à se pardonner à eux-mêmes et mutuellement.

Je fus abasourdi par ce qui s'ensuivit.

Ils se mirent à pleurer, puis éclatèrent en sanglots. En l'espace de quelques minutes, tous deux tremblaient, gémissant presque sous le coup des émotions refoulées depuis si longtemps. Puis, ils se pardonnèrent mutuellement pour la peine qu'ils s'étaient infligée.

Lorsqu'ils quittèrent mon bureau, on aurait dit un autre couple. Ils avaient le regard clair et une tout autre mine. Ils affichaient une expression et un comportement calmes. Tous deux étaient prêts à se retrousser les manches, pour ainsi dire, et à essayer de changer leur façon de penser irrationnelle. Ils avaient pris la décision de chercher à guérir et à se libérer de leurs souffrances physiques, émotionnelles et spirituelles.

J'étais un médecin heureux. J'avais le pressentiment que leurs ennuis de santé seraient vite une chose du passé… et ce fut effectivement le cas. Ayant finalement exprimé les émotions toxiques qu'ils avaient refoulées, ils avaient vu s'évanouir les symptômes qui avaient nécessité cette consultation.

Empêcher le grief de se développer

Je dis souvent aux gens que la haine est une maladie que l'on peut éviter. Vous pouvez empêcher votre grief de prendre racine dans votre âme en proie à l'émotion.

Si une situation particulière vous rend furieux, posez-vous les questions suivantes :

- « Pourquoi suis-je si furieux ? » Une règle inapplicable est-elle en cause ? Demandez-vous si ce sont vos attentes face au comportement des autres qui sont responsables de votre colère.

- « Que puis-je faire si quelqu'un refuse d'obéir à cette règle inapplicable ? » Cette question ne doit pas vous faire sentir incapable d'influencer les autres, mais stimuler en vous de nouvelles pensées dépourvues de colère ou de frustration.

Lâchez prise de vos frustrations sans tarder. Évitez de vous attarder sur le comportement des autres.

Vous ne pouvez peut-être pas changer la situation ou le comportement d'une personne, mais vous pouvez choisir d'y *réagir* autrement, sans porter atteinte à votre bien-être émotionnel ou à votre santé physique.

Laissez filer

Une dame m'a un jour raconté que sa grand-mère étant au premier stade de démence, les membres de sa famille l'avaient placée dans un centre de soins infirmiers. La grand-mère qui, plus jeune, n'avait jamais injurié ou critiqué sa fille, et encore moins proféré des obscénités, s'était mise à le faire. Quand on le lui faisait remarquer, elle ne se souvenait de rien et semblait choquée d'entendre les gens utiliser un « tel langage » en sa présence.

Ce nouveau comportement mettait sa fille hors d'elle. La petite-fille, donc la dame qui m'a raconté cette histoire, voyait la situation d'une façon un peu plus objective. Un jour, elle dit à sa mère, accompagnant ses paroles d'un geste d'envol : « Maman, il faut parfois laisser filer. » Sa mère avait ri, sachant qu'elle avait raison.

Au cours des deux années qui suivirent, jusqu'à ce que la grand-mère meure, la mère et sa fille se regardaient souvent, sans dire un mot, mais en faisant le fameux geste de la main. La petite-fille me dit ceci : « C'était une façon simple de nous rappeler que grand-mère avait été plus qu'une femme atteinte de démence. À quoi cela aurait-il servi de nous rappeler d'elle comme ça et de nous faire de la peine ? Il fallait laisser filer. »

Puis elle me dit la chose suivante : « Bien après la mort de ma grand-mère, ce geste de la main nous rappelait, à maman et à moi, qu'il faut savoir lâcher prise des insultes, des critiques ou de la colère, par exemple si un conducteur nous fait une queue de poisson en pleine circulation ou un geste obscène. Un jour, j'ai demandé à ma mère ce qu'elle pensait d'un sermon qu'elle venait d'entendre à la télévision ; elle a eu recours au même geste. Et elle faisait de même quand il était question de mauvais enseignements religieux ! »

Allez de l'avant

Il faut non seulement apprendre à lâcher prise, ou à ignorer un comportement offensif, mais aussi à aller *de l'avant* pour empêcher le grief de prendre racine.

Sifflez ou fredonnez une chanson, écoutez un disque compact ou une cassette, ou allumez la radio à votre station rétro préférée et chantez !

Pensez à quelque chose de positif qui requiert une certaine concentration. Selon les experts en vieillissement, l'une des meilleures façons de vieillir en gardant l'esprit actif, c'est d'apprendre par cœur des citations, des poèmes, des versets bibliques et des chansons qui vous inspirent. Exercez-vous dès maintenant à répéter par cœur ce que vous êtes en train d'apprendre et de mémoriser.

Vous pouvez aussi planifier de faire quelque chose qui n'a rien à voir avec l'offenseur ou l'offense. Par exemple, si vous êtes en train de décorer la chambre de votre fille, d'organiser une fête ou de dessiner le plan d'un nouveau patio, commencez par vous l'imaginer et dressez ensuite une liste de choses à faire, dessinez des croquis ou prenez des notes.

Soyez toujours prêt à donner un coup de main aux autres. Transformez en preuve de générosité et d'amour tout grief ou toute atteinte à votre dignité.

L'œuvre littéraire *Les Misérables*, que ce soit en version livre, film ou comédie musicale, a littéralement touché des millions de personnes, et ce, dès ses débuts. Le personnage principal, Jean Valjean, est envoyé au bagne pour avoir volé une miche de pain pour nourrir les membres de sa famille qui meurent de faim. Lorsqu'il sort de prison, endurci par l'injustice de sa sentence et des années de dur labeur, il vole quelques pièces d'argenterie d'un évêque qui a accepté de le nourrir et de l'héberger. Lorsque Jean est repris par les gendarmes, l'évêque non seulement refuse d'admettre qu'il l'a volé mais il lui remet deux chandeliers.

Tant de bonté transforme à jamais la vie de Valjean qui devient bienveillant et clément.

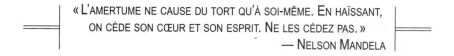

« L'AMERTUME NE CAUSE DU TORT QU'À SOI-MÊME. EN HAÏSSANT, ON CÈDE SON CŒUR ET SON ESPRIT. NE LES CÉDEZ PAS. »
— NELSON MANDELA

Le meilleur antidote pour une offense, c'est de faire preuve de bienveillance et de générosité envers quelqu'un. Ce faisant, vous choisissez d'accorder plus d'espace dans votre cœur à l'amour plutôt qu'à la rancune, à la colère, à l'amertume ou à quelque autre émotion toxique.

Ne sacrifiez pas votre santé émotionnelle ou physique. Lorsqu'on a demandé à Nelson Mandela, ancien président d'Afrique du Sud, comment il avait survécu à tant d'années de prison sans éprouver d'amertume, il avait répondu ceci : « L'amertume ne cause du tort qu'à soi-même. En haïssant, on cède son cœur et son esprit. Ne les cédez pas. » Je suis tout à fait d'accord avec lui.

Deuxième partie

L'ORDONNANCE

S'APPROPRIER LES ÉMOTIONS SAINES

Chapitre 11

CHOISIR LA SANTÉ

Le docteur Victor Frankl était un psychiatre juif qui avait été fait prisonnier des nazis et envoyé dans un camp de concentration en Allemagne durant la Seconde Guerre mondiale. Il y avait vécu des choses tellement indécentes et répugnantes qu'il éprouvait de la difficulté à en parler.

Ses parents, son frère et sa femme étaient tous morts dans un camp ou dans la chambre à gaz. De sa famille immédiate, sa sœur était la seule à avoir survécu. Le Dr Frankl, quant à lui, avait été torturé et avait subi d'innombrables atrocités. Il avait vécu l'horreur de ne pas savoir s'il allait être conduit à la chambre à gaz ou « sauvé » et obligé d'en retirer les corps et de ramasser à la pelle les cendres des prisonniers brûlés vivants.

Un jour qu'il se trouvait seul et nu dans une cellule, il prit conscience de ce qu'il appelle maintenant « la dernière liberté de l'homme », la seule liberté que les nazis ne pouvaient pas lui enlever. Ayant clairement établi que ces derniers pouvaient bien contrôler sa vie entière et faire ce qu'ils voulaient de son corps, mais qu'ils n'avaient aucune emprise sur son identité, il se vit comme un être conscient capable de rester objectif face à sa situation. Il avait encore la force intérieure nécessaire pour décider comment les circonstances extérieures de sa vie et la torture infligée par les nazis allaient marquer son moi. Il s'aperçut qu'il pouvait se détacher de ce qu'il vivait (stimulus) et que ce recul lui donnait la liberté ou le pouvoir de *décider* comment réagir [1].

Le Dr Frankl comprit que ce n'étaient pas les circonstances de sa vie qui définissaient sa personne, mais les *décisions* qu'il prenait. Malgré l'horreur de la situation, l'humiliation et le rabaissement, il restait maître de ses réactions.

Il nous est donné à tous d'en faire autant.

Il est en effet en notre pouvoir de rester nous-mêmes peu importe notre vécu, même s'il s'agit de souffrances les plus atroces. Rien ne peut atteindre notre moi intérieur, sauf si nous le permettons. Nous seuls pouvons contrôler nos réactions internes face aux événements de la vie. La liberté de nos opinions, de nos idées, de nos attitudes et de nos choix n'appartient qu'à *nous*.

Le pouvoir de notre attitude

J'ai lu récemment un court texte sur l'attitude, écrit pas Charles Swindoll, qui disait ceci :

> « Les paroles ne suffiront jamais à expliquer le pouvoir incroyable de notre attitude face à la vie. Plus j'avance en âge, plus je suis convaincu que nos expériences représentent 10 p. 100 de notre vie, et notre façon d'y réagir, 90 p. 100.
>
> « Je crois que la décision la plus importante que je puisse prendre chaque jour, c'est de garder une bonne attitude. L'attitude que j'adopte prime sur mon passé, sur mon éducation, sur mes finances, sur mes succès et mes échecs, sur ma renommée et ma souffrance, sur l'opinion des autres et sur ma situation. Elle peut m'aider à avancer ou me mettre au contraire des bâtons dans les roues. Elle suffit à me stimuler ou à me décourager. Conserver une bonne attitude me permet de surmonter n'importe quel obstacle et de rêver en grand. » (traduction libre)
>
> *Strengthening Your Grip,* W Publishing Group, 1982, Nashville, TN. Autorisation : Insight for Living

Dans une certaine mesure, toute émotion mortelle résulte de notre attitude. Mais cette attitude, nous pouvons la contrôler. Nous pouvons choisir nos pensées et nos émotions face à toute circonstance, à tout événement ou à toute relation. Nous pouvons en grande partie choisir comment réagir à la peine, au ressentiment, à l'amertume, à la honte, à la jalousie, aux sentiments de culpabilité, à la peur, aux inquiétudes, à la dépression, à la colère, à l'hostilité et à toute autre émotion qui suscite volontiers une réaction physique.

Pour être en bonne santé, vous devez commencer par adopter une meilleure attitude. Admettez que vous avez une mauvaise attitude et posez-vous la question suivante : « Est-ce bien là celle que je *veux* avoir ? »

Restez authentique

Comme je l'ai dit plus tôt, votre authenticité réside dans votre « cœur ».

Le cœur de bébé se met à battre avant même que son cerveau ne soit complètement formé. Les scientifiques ne comprennent pas ce qui le fait battre ainsi pendant 80, 90 ans, ou plus. En médecine, on appelle *autorythmie* le fait que le cœur se mette à battre de lui-même.

On sait que le cœur génère ses propres battements, mais selon les scientifiques, c'est le cerveau qui en détermine le rythme. Malgré cela, le cœur ne doit pas nécessairement être « branché » au cerveau pour maintenir un rythme régulier. Lorsqu'un chirurgien prélève le cœur d'un donneur, il coupe les nerfs qui le relient au cerveau. Ensuite, il le greffe et le fait battre à nouveau. Comme les chirurgiens ne savent pas comment relier les nerfs du cœur à ceux du cerveau, la communication entre les deux organes est donc rompue, du moins de façon provisoire. Malgré cela, le cœur que l'on relance continue sans cesse de battre.

Comment est-ce possible ? Au cours des dernières années, des neuroscientifiques ont découvert que le cœur a son propre système nerveux. Il existe au moins quarante mille cellules nerveuses (neurones) dans le cœur humain et tout autant dans les différents centres sous-corticaux du cerveau (sous le cortex cérébral [2]). Autrement dit, le cœur n'est pas une simple pompe biologique. Ses nombreuses cellules nerveuses lui permettent de penser et de ressentir.

Le « cerveau » du cœur et le système nerveux envoient des messages au cerveau du crâne, et vice versa, créant une communication entre ces deux organes. Dans les années 1970, les physiologistes John et Beatrice Lacey, du Fels Research Institute, ont relevé un point faible de la pensée courante en ce qui a trait au cerveau, selon laquelle toutes les décisions physiologiques y seraient prises. D'après leurs recherches, il en serait autrement.

Plus précisément, les Lacey ont pu conclure que le cœur n'obéit pas automatiquement aux messages que lui envoie le cerveau par l'entremise du système nerveux, mais semble plutôt parfois « prendre en considération » l'information reçue. On peut s'attendre à ce que le cœur batte parfois plus vite lorsque le cerveau envoie un signal au corps, en réponse à un stimulus externe. Il arrive cependant aussi que le rythme cardiaque ralentisse, alors que tous les autres organes sont en état d'alerte comme on pourrait s'y attendre.

Puisque le cœur choisit comment réagir, d'après les Lacey, il ne réagit pas machinalement aux signaux du cerveau mais semble plutôt avoir sa propre opinion, qu'il communique au cerveau.

Les Lacey ont fait une découverte encore plus intéressante. Les messages que le cœur envoie au cerveau semblent correspondre à ceux que le cerveau comprend et auxquels il obéit. En fait, le cœur et le cerveau ont des conversations intelligentes. Parfois, c'est le cœur qui parle au cerveau, d'autres fois, c'est le cerveau qui semble parler au cœur. Les messages du cœur semblent pouvoir modifier notre comportement[3].

Votre « authenticité » est en définitive une combinaison des messages de votre cœur à votre cerveau et vice versa. C'est votre volonté qui décide de croire, de dire et de faire.

Communiquer avec son cœur

Les deux meilleurs antidotes aux émotions toxiques que je connaisse sont les suivantes :

- Communiquer avec son cœur.
- Apprendre à vivre dans l'amour de son cœur.

Le roi David parlait à son cœur lorsqu'il se posait la question suivante : « Pourquoi t'abats-tu mon âme, et gémis-tu au dedans de moi ? Espère en Dieu, car je le louerai encore ; il est mon salut et mon Dieu » (Ps. 42. 5).

Peut-être vous sentirez-vous ridicule de « parler à votre cœur » ainsi, mais faites-le quand même ! Exprimez à voix haute vos émotions les plus profondes. Le simple fait de les verbaliser vous permettra d'une part de mieux comprendre ce que vous ressentez vraiment et d'autre part de vous libérer de certaines émotions refoulées.

Remarquez bien que David non seulement admettait être moralement abattu, mais qu'il se disait ceci : « Espère en Dieu ! », ajoutant au sujet du chemin qu'il avait choisi de suivre : « Je le louerai. » De plus, il disait vouloir louer Dieu pour « son salut », non pas pour ses manifestations divines présentes ou futures, mais simplement pour l'aide qu'il lui procurait par sa simple présence.

Ces trois étapes que David franchit par les « conversations avec son âme » sont très importantes. Vous pouvez suivre son exemple :

1. En vous avouant à vous-même, à voix haute, ce que vous ressentez.

2. En affirmant à voix haute votre décision d'espérer en Dieu.

3. En affirmant à voix haute que vous avez choisi de louer Dieu pour ce qu'il représente pour vous et en reconnaissant son entière disponibilité et sa présence auprès de vous.

David transforma en prière ces mêmes concepts : « Mon âme est abattue au-dedans de moi. Aussi, c'est à toi que je pense (...) » (Ps. 2. 6).

Au lieu de vous parler, parlez à Dieu. Avouez-lui ce que vous ressentez. Laissez-le endosser vos inquiétudes à votre place et dites-lui que vous choisissez de mettre votre confiance en lui, et de vous souvenir qu'il est avec vous et qu'il vous sera toujours fidèle.

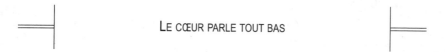

LE CŒUR PARLE TOUT BAS

Que faut-il faire pour bien communiquer avec son cœur ? Il faut rester calme et faire de son mieux pour cesser de ressasser le souvenir de ses souffrances et de ses frustrations. Le cœur parle tout bas. Bien des gens trouvent utile d'accorder davantage de place aux événements ou aux personnes qui leur apportent de la joie, de l'amour, du bonheur et de la paix. De plus, cultivez votre reconnaissance en vous concentrant sur tout ce que votre vie a de bon, plutôt que sur vos expériences traumatisantes ou négatives.

Demandez-lui ceci :

- « Que ressens-tu *vraiment* ? »

- « *Pourquoi* te *sens*-tu comme ça ? »
- « À quoi de bon t'attends-tu *réellement* ? »
- « Quelles bonnes choses espères-tu voir se réaliser ? »

Le cœur parle extrêmement bas. Peut-être sentez-vous le petit « coup de coude » interne ou l'avertissement qu'il vous donne. Laissez-le communiquer sa sagesse à votre cerveau.

Combien de patients m'ont dit qu'ils « savaient » qu'ils étaient atteints du cancer, avant même que celui-ci ne soit diagnostiqué. D'autres par ailleurs m'ont affirmé en avoir tellement peur, que même s'ils ne pensaient pas vraiment l'avoir, ils avaient semblé surpris d'apprendre qu'ils étaient en bonne santé. Ces personnes avaient laissé la peur brouiller les messages de leur cœur. Je vous encourage à prendre quelques minutes chaque jour pour écouter votre cœur, et ensuite, à faire ce qui suit :

- Prodiguez à votre cœur des paroles d'encouragement.
- Exprimez votre reconnaissance pour tout ce que la vie a à offrir ; remerciez et louez Dieu.
- Rappelez-vous les moments intenses de joie, de paix et d'amour.
- Reconnaissez vos réussites personnelles, vos réflexions nobles, vos bonnes actions et l'aide que vous apportez aux autres. Si personne d'autre ne reconnaît ouvertement la bonté de Dieu dans votre vie, faites-le de vous-même.
- Lisez à voix haute la parole de Dieu à votre cœur. Je vous conseille d'accorder beaucoup d'importance à la parole de Jésus dans le Nouveau Testament, dans le livre des Proverbes et dans les trois épîtres de Jean.
- Priez Dieu en toute sincérité et faites-lui part de vos inquiétudes. Commencez par prendre le temps de le

remercier pour tout ce qu'il vous a donné, vous donnera, et vous a promis. Louez Dieu pour ce qu'il est.

- Abandonnez à Dieu vos frustrations, vos peurs et votre colère. Laissez-lui votre anxiété. Dans la Bible, on peut lire ceci : « Déchargez-vous sur lui [Dieu] de tous vos soucis, car il prend soin de vous » (1 Pierre 5. 7).

- Demandez à Dieu de remplir votre cœur de son amour et de sa présence. Invitez ouvertement le Saint-Esprit à semer en vous le fruit de sa présence, soit «(...) l'amour, la joie, la paix, la patience, la bonté, la bienveillance, la fidélité, la douceur, la maîtrise de soi » (Gal. 5. 22).

Lorsque Dieu vit dans votre cœur, vous vivez aussi son amour. Dans le passage biblique suivant, on nous enseigne que ces deux conditions sont indissociables : « Celui qui n'aime pas n'a pas connu Dieu, car Dieu est amour » (1 Jean 4. 8).

Parlez-vous à Dieu avec votre tête ou avec votre cœur ?

Cette question fut abordée avec éloquence par le pasteur Jack Frost qui disait parler à Dieu à cœur ouvert. Selon lui, cette expérience est aux antipodes d'une « rencontre de l'esprit avec la doctrine » qui porte les gens à devenir moralisateurs et légalistes. Or les lois sont froides et dures, tandis que l'amour divin est chaud et merveilleux.

Le père du pasteur Frost était un homme sévère, impossible à satisfaire et qui le repoussait. Le pasteur voyait donc Dieu comme il voyait son père et recherchait constamment son accord et son amour, comme il l'avait fait avec ce dernier, mais sans jamais obtenir autre chose que ce qu'il définit comme un « piètre abandon ».

Sa famille connut un moment de crise sérieuse. En effet, sa femme succomba à une dépression grave, ses enfants se mirent à afficher un certain nombre de troubles du comportement, et son propre cœur était voilé par la dureté de son jugement et de ses lois.

Puis, un jour, alors que le pasteur demandait l'aide divine, l'Esprit de Dieu lui répondit de façon incroyable. Couché par terre, le pasteur fut balayé par des vagues d'amour divin. Il resta ainsi un bon moment à pleurer sans pouvoir s'arrêter, tandis que l'amour de Dieu faisait monter ses souffrances réprimées vers la surface de son cœur d'où elles s'échappèrent.

Lorsqu'il se releva enfin, le pasteur n'était plus la même personne. Voici ce qu'il en dit : « Ma rencontre avec Jésus a radicalement transformé les questions morales de ma vie. » Il se sentait proche de son cœur pour la première fois depuis des années. Ayant compris que son Père céleste était aimant, il ressentait à son tour de l'amour, au lieu de la peur, du rejet, des jugements, de l'amertume ou de la souffrance. Dans ces moments surnaturels de « bains d'amour », le cœur de Dieu et le sien battaient à une même cadence [4].

Bon nombre de mes patients ont grandi avec un père semblable à celui du pasteur Frost. Ils m'ont raconté des histoires de critique, de jugement et de haine, qui m'ont parfois dégoûté et attristé. Certains de ces pères ont communiqué à leurs enfants, verbalement ou autrement, qu'ils étaient stupides, insignifiants et incapables de quelque succès que ce soit.

Tout enfant a un besoin fondamental d'être aimé sans condition, juste parce qu'il *existe* et qu'il est l'œuvre de Dieu qui l'a mis sur terre. Les enfants que les parents embrassent, prennent et serrent régulièrement dans leurs bras jouissent d'habitude d'une bien meilleure santé émotionnelle que les enfants que l'on n'étreint qu'à l'occasion. Le sens du toucher est vital pour l'épanouissement d'un bébé et d'un jeune enfant.

La communication physiologique entre le cœur et le corps

Tandis que vous apprenez à parler à votre cœur et à susciter en votre âme des sentiments positifs d'amour, à son tour, votre cœur communique ce message de bien-être à votre corps en libérant des hormones et des neurotransmetteurs utiles. Toutefois, la communication la plus puissante du cœur au corps se fait grâce au champ électromagnétique du cœur, qui est cinq mille fois plus puissant que le champ électromagnétique du cerveau[5].

Les scientifiques peuvent déceler l'information électronique qu'envoie le cœur au moyen d'un test d'activité cérébrale appelé électroencéphalographe (EEG). Gary Schwartz et ses collègues de l'Université de l'Arizona, ont pu démontrer, grâce à leurs expériences, que la communication neurologique, ou toute autre forme de communication établie, peut expliquer les modèles complexes d'activité cardiaque par les ondes cérébrales. Autrement dit, ces chercheurs, agissant un peu comme les cryptographes de la Seconde Guerre mondiale, durent apprendre « le langage du cœur ». Leurs données indiquaient l'existence d'une interaction énergique directe entre le champ électromagnétique du cœur et celui du cerveau.

De plus, le rythme cardiaque avait tendance à envoyer différents messages au cerveau et au corps[6]. Lorsque nous avons peur, par exemple, notre rythme cardiaque s'accélère, envoyant un signal à tout notre corps. Par contre, lorsque nous sommes satisfaits et heureux, notre rythme cardiaque ralentit, faisant savoir à tout notre système nerveux que nous nous sentons bien.

Un horloger du dix-septième siècle découvrit un principe fascinant que nous pouvons appliquer à cette histoire de battement de cœur. Christiaan Huygens ayant inventé l'horloge à pendule, en fabriqua fièrement toute une série dans le but de les vendre. Un jour, alors qu'il était allongé sur son lit et qu'il regardait sa collection suspendue à l'autre extrémité de la pièce, il fut surpris de constater que tous les pendules étaient synchronisés. Et pourtant, il était certain que ce n'était pas le cas lorsqu'il avait réglé ses horloges.

S'étant alors levé pour les régler de nouveau, à différentes heures, afin de désynchroniser le balancement des pendules, Huygens avait été stupéfait de constater qu'en peu de temps, les pendules s'étaient de nouveau synchronisés d'eux-mêmes.

Plus tard, des scientifiques ont découvert que c'était la plus grande horloge, celle dont le rythme est le plus fort, qui entraînait les autres pendules à suivre son rythme. Ils baptisèrent ce phénomène «entraînement[7]», un phénomène qui se manifeste dans la nature.

En fait, l'oscillateur biologique le plus puissant du corps est le cœur qui fonctionne un peu comme les horloges de M. Huygens. Le cœur est capable d'entraîner tous les autres systèmes à fonctionner au même rythme que lui, peu importe la vitesse. Lorsque notre cœur est en paix ou rempli d'amour, il communique l'harmonie à tout notre corps. À l'inverse, lorsqu'à cause d'émotions toxiques, notre cœur bat de façon irrégulière, plus fort ou plus vite, il communique tout le contraire de la quiétude aux autres organes de notre corps.

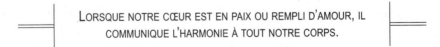

LORSQUE NOTRE CŒUR EST EN PAIX OU REMPLI D'AMOUR, IL COMMUNIQUE L'HARMONIE À TOUT NOTRE CORPS.

Sur le plan spirituel, lorsque nous jouissons de la paix de Dieu, notre cœur communique la paix à tout notre être : chaque organe sans exception est alors au repos. De la même façon, lorsque nous jouissons de l'amour de Dieu et de celui des autres, notre cœur communique cet amour à notre esprit et à tout notre corps. Lorsque notre cœur est rempli d'amour, notre corps entier fait en quelque sorte un plongeon émotionnel dans la guérison.

Le plus grand médecin et guérisseur qui soit, Jésus-Christ, a expliqué ce phénomène en ses propres mots : « Ce n'est pas ce qui entre dans la bouche qui souille l'homme, mais ce qui provient du cœur » (paraphrase de l'auteur selon Matt. 15. 16-18).

L'un de mes patients, nommé Hal, vint me consulter parce qu'il avait des palpitations cardiaques. Je lui conseillai, lors de sa prochaine crise, de prendre le temps d'écouter son cœur et non sa tête qui lui disait qu'il était en train d'avoir une crise cardiaque et qu'il devait se rendre à l'hôpital sur-le-champ. J'ajoutai ceci : « Vous devez, chaque jour, donner à votre cœur un "bain d'amour" ». J'entendais par là qu'il lui fallait trouver un endroit tranquille où prier chaque jour et donner à son cœur ce qu'il désire, soit des moments de recueillement, de reconnaissance et de bonheur. Je lui recommandai donc de « baigner » chaque jour son cœur dans les choses qu'il aimait, pendant au moins dix minutes.

Hal avait un faible pour Josh, son dernier petit-fils, qui adorait son grand-père et imitait tout ce qu'il faisait. Durant ses « bains d'amour », Hal se mit à tirer du fond de son cœur des pensées et des sentiments similaires à ceux qu'il éprouvait en présence de Josh. Je l'encourageai à jouir de ces moments privilégiés et de remercier Dieu pour tous ces moments passés en compagnie de son petit-fils.

Peu de temps après, chaque fois que Hal avait des palpitations liées au stress, il sortait la photo de Josh de son portefeuille, écoutait son cœur et remerciait Dieu en silence pour cet enfant chéri. Hal et sa femme, France, se remirent à faire des promenades ensemble dans les bois, chose qu'ils faisaient au début de leur relation. Hal aimait l'odeur de la terre humide des bois et l'élégance majestueuse des châtaigniers qui poussaient sur sa propriété. En fait, il avait acheté cette propriété avant tout pour ses arbres, mais au fil des ans, pour une raison ou pour une autre, il avait oublié d'apprécier leur beauté et leur magnificence.

Les palpitations de Hal cessèrent en un rien de temps. Mais, ce qui lui importait davantage, c'est qu'il avait réappris à profiter de la vie. Il avait appris à écouter son cœur.

Adoptez dès aujourd'hui une attitude de reconnaissance. Dans Philippiens 4. 4, Paul dit ceci : « Réjouissez-vous toujours dans le Seigneur ; je le répète, réjouissez-vous. » Paul s'adressait ainsi aux adeptes de l'église de Philippes, une colonie romaine. Il avait cependant écrit cette lettre en prison. Bien qu'en attente de son jugement et malgré des conditions pénibles, dans Éphésiens 5. 20, c'est aussi depuis sa cellule qu'il écrivit ce qui suit : « Rendez toujours grâces pour tout à Dieu le père, au nom de notre Seigneur Jésus-Christ. » Notre santé physique dépend de l'état de notre esprit. Si notre esprit est rempli d'anxiété, de peur, de colère, de dépression et de sentiments de culpabilité, cela stimule notre réaction au stress de façon chronique et permet à la maladie de pénétrer notre corps. Je crois qu'il existe un lien direct entre les émotions toxiques et de nombreuses maladies, comme les maladies auto-immunes et le cancer. C'est comme si les émotions toxiques appuyaient sur un bouton d'autodestruction à l'intérieur de notre corps.

Adoptez dès aujourd'hui, et chaque jour, une attitude de reconnaissance. Adressez régulièrement des compliments à votre femme, à vos enfants, à vos collègues de travail et à vos amis. Faites des compliments ou témoignez votre gratitude aux étrangers, par exemple aux serveurs, aux commis de magasin, aux préposés de poste de péage et aux personnes que vous côtoyez chaque jour. Au lieu de souligner leurs défauts, essayez de voir leurs forces. Je me rappelle, un jour, avoir félicité un préposé de poste de péage pour son excellent travail, parce que les voitures avançaient plus rapidement à son poste. Il en fut très fier. La plupart des gens aspirent à ce que l'on reconnaisse leur bon travail. Il est bien vrai que c'est la reconnaissance, plus que l'argent, qui incite à travailler davantage.

Chapitre 12

SUBSTITUER LA VÉRITÉ À UNE FAÇON DE PENSER FAUTIVE

Les gens évitaient Mitch, et ce, avec raison. Ce dernier, dans un restaurant bondé de clients, n'hésitait pas à sortir sa chemise de son pantalon et à baisser sa fermeture éclair pour révéler les nombreuses cicatrices chirurgicales qui décoraient son abdomen. Peu importe le sujet de conversation, Mitch finissait toujours par raconter comment il avait contracté l'une de ses nombreuses « maladies aussi rares qu'inhabituelles ».

Ayant pendant presque vingt ans fait des pieds et des mains pour convaincre les bureaucrates au service des personnes handicapées qu'il « se mourait » réellement d'emphysème, il avait fini par gagner sa cause. Ravi du fait que les fonctionnaires avaient confirmé sa maladie chronique, il ne cessait d'en parler.

Le cas d'Agnès était similaire, sauf qu'elle souffrait de maladies chroniques différentes. C'était une très petite femme, extrêmement obèse, dont les semaines n'étaient que des séries de rendez-vous avec le chiropraticien, le médecin, le massothérapeute, différents spécialistes et autres personnes dont elle espérait pouvoir tirer quelque soulagement. Pourtant seulement en début de la trentaine, elle affichait l'air et le comportement d'une personne beaucoup plus âgée, et elle passait même souvent pour une retraitée. Au bout de bien des années de rendez-vous sans fin avec des professionnels en soins de la santé, elle avait fini par obtenir un diagnostic de fatigue chronique, d'arthrite et de fibromyalgie, qu'elle arborait comme une marque d'honneur. D'ailleurs, elle parlait rarement d'autre chose.

Ayant rencontré Mitch et Agnès au tout début de ma carrière, honnêtement, je fus troublé. Jamais auparavant je n'avais rencontré de personnes qui ne semblaient pas vouloir recouvrer la santé. Je ne connaissais pas encore l'expression *façon de penser fautive*, mais lorsque j'y repense, il est clair que c'est de cela qu'ils souffraient tous deux. Au fil des ans, j'ai découvert qu'entre un tiers et la moitié de mes patients atteints d'une maladie chronique qui ne semblaient pas *vouloir* mieux se porter, avaient une façon de penser fautive quant à leurs malaises. Leur identité semblait obscurcie par les émotions toxiques découlant d'un système de croyances faussé et détraqué.

Certaines personnes semblent adopter une façon de penser fautive à un jeune âge. L'une de mes patientes n'avait que vingt-cinq ans lorsqu'elle souffrit d'une maladie chronique, peu après que son mari lui ait avoué qu'il était homosexuel et qu'il voulait la quitter pour fréquenter ses semblables. Se sentant responsable de la maladie de sa femme, ce dernier était resté à ses côtés pour la soigner pendant ses journées difficiles. Souffrant de migraines, de maux de dos et d'ATM chroniques, ainsi que de tas d'autres problèmes, ma patiente me confia ne plus connaître que des jours difficiles.

Qu'est-ce qu'une façon de penser fautive ?

Il y a quelques années, la bande dessinée *Pogo* devint populaire parce qu'elle décrivait la condition humaine de façon précise et concise. Pogo disait ceci : « Nous avons fait face à l'ennemi, nous-mêmes ! »

Malheureusement, nous sommes souvent notre pire ennemi lorsque nous assumons des idées et des croyances qui nous sont beaucoup plus néfastes que bénéfiques.

Dans la littérature psychologique et psychiatrique, on donne parfois à la façon de penser fautive le nom d'*inversion psychologique*. La personne qui en souffre a beau dire vouloir se rétablir, mais inconsciemment, elle ne le souhaite pas. Les psychologues et les psychiatres savent depuis longtemps que certains patients comptent une nature auto-défaitiste. Ces derniers peuvent refuser un traitement de plusieurs façons : oublier de prendre les médicaments prescrits ou refuser de les prendre « à cause d'un arrière-goût déplaisant ». De plus, ces patients affirment ne pas réagir au traitement, même en présence d'une diminution de leurs symptômes, et ils peuvent même cesser un traitement précis alors qu'ils commencent à prendre du mieux.

Les gens se nuisent à eux-mêmes pour de nombreuses et diverses raisons dont *« Je suis ma maladie. »*, une des plus évidentes.

Certaines personnes, parce qu'elles sont malades depuis toujours ou depuis très longtemps, s'identifient à leur maladie ou à leur malaise qui les rend uniques, comme c'était sans doute le cas de Mitch et d'Agnès.

Mitch, par exemple, ne se voyait pas comme Mitch, mais comme « Mitch atteint d'emphysème ». La maladie devient le mode de vie de ces personnes qui ne se perçoivent pas comme des individus ayant une vie normale ponctuée de maladie, mais comme des personnes malades dont les activités sont toutes centrées sur l'infime possibilité d'un éventuel rétablissement.

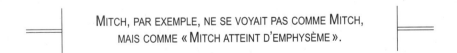

MITCH, PAR EXEMPLE, NE SE VOYAIT PAS COMME MITCH, MAIS COMME « MITCH ATTEINT D'EMPHYSÈME ».

D'une certaine façon, la maladie prend la place de l'emploi que ces personnes détestent, des tâches ménagères et autres corvées qui les embêtent, sans oublier leurs relations ennuyeuses et dépourvues d'amour. Si vous demandez à des personnes qui affichent ce type de « façon de penser fautive » de vous parler de leurs loisirs, elles ne vous répondront probablement qu'en vous fixant du regard. Le fait est qu'elles n'ont aucun loisir ni aucune carrière et que parler de leur malaise est leur seul passe-temps.

Lorsqu'elles parlent de « leur » arthrite, de « leurs » douleurs chroniques ou de « leur » sclérose en plaques, il est clair qu'elles ont accepté leur maladie ou leur malaise au point de s'y associer.

La grande majorité de ces personnes qui se perçoivent comme des handicaps ont une carrière tout aussi infirme. En d'autres mots, elles ne travaillent pas. Faisant partie d'un groupe bien à part de celui des vrais invalides ou des gens qui, pour des raisons valables, sont physiquement incapables de travailler, elles croient, consciemment ou non, que leur maladie leur donne droit à tous les programmes d'aide offerts par le gouvernement et par les organismes de bienfaisance, dont les versements représentent pour elles une récompense pour leur maladie.

Elles sont ravies de bénéficier de ces avantages dont elles n'ont pas nécessairement besoin ou qu'elles ne méritent peut-être pas, comme l'autocollant donnant droit au stationnement réservé aux personnes handicapées ou une reconnaissance lors d'un recours collectif. Il est rare que celles dont la maladie leur vaut davantage d'amour, d'argent, d'enthousiasme ou d'estime, tiennent à se rétablir ou s'y engagent.

Il n'y a pas très longtemps, j'ai reçu la visite d'une dame mexicaine qui débordait d'émotions toxiques. Elle transportait avec elle, dans une mallette, ses vitamines et autres suppléments. Elle était en furie contre le chauffeur de taxi qui l'avait conduite de l'aéroport à mon bureau car, lorsqu'elle s'était mise à lui raconter la raison de sa visite aux États-Unis, il lui avait répondu : « Votre problème, c'est que vous ne voulez pas vraiment guérir. » Il avait, selon moi, tapé dans le mille.

Je passai une semaine à aider cette femme à reconnaître et à corriger sa façon de penser fautive. Lorsqu'elle partit, elle disait se sentir mieux. J'espère que cela a duré car elle était chargée de toutes sortes de croyances négatives liées à la vie.

Les fausses croyances liées à la vie

Le Dr James Durlacher a écrit :

> « Ce sont habituellement des personnes en position d'autorité qui, par des remarques ou des commentaires vrais ou faux à notre sujet qu'elles nous adressent directement ou que nous entendons par hasard, sèment en nous de fausses croyances. Ces autorités sont souvent nos parents, mais il peut s'agir d'autres membres de la famille, de nos professeurs, de membres du clergé, d'agents de police, d'employeurs, d'employés ou de toute autre personne que nous jugeons digne de foi ou bien informée [1]. »

Lorsque le stress, la dépression, la colère, l'anxiété ou des sentiments de culpabilité s'emparent de nous, nous devenons plus enclins à mal interpréter les événements et à penser de façon fautive. Une pensée fausse en entraîne généralement une autre et nous voilà prisonniers d'un cercle vicieux d'affirmations négatives telles que :

- « Tout va toujours mal pour moi. »
- « Je ne réussis jamais quoi que ce soit. »
- « Tous mes efforts tombent à l'eau. »

Deux des principaux pionniers dans ce domaine sont les Drs Albert Ellis et Aaron Beck.

Le Dr Ellis, psychologue connu des années 1950, a inventé une forme de psychothérapie appelée *thérapie rationnelle émotive*. Selon lui, les émotions toxiques sont causées par les trois fausses croyances négatives suivantes :

Fausse croyance n° 1 : Je dois très bien faire.
Fausse croyance n° 2 : Vous devez bien me traiter.
Fausse croyance n° 3 : La vie doit être facile[2].

Une personne à l'esprit sain et rationnel capable d'être positive sait reconnaître que tout le monde ne réussit pas *toujours*. Chacun a ses failles, ses marottes et ses faiblesses. Une perception saine consiste à comprendre qu'il nous arrivera par moments de ne *pas* être bien traités et de ne *pas* trouver la vie facile.

Dans les années 1960, le docteur Beck introduisit la thérapie cognitive, grâce à laquelle le patient apprend à changer sa façon de penser et son interprétation des événements. Changer sa façon de *parler* est une partie importante de cette thérapie.

En thérapie cognitive, le patient peut apprendre à répondre d'une des façons suivantes à une situation qu'il perçoit comme négative :

- « Ça ne s'est pas bien passé, mais la plupart du temps, tout se passe bien. »
- « J'ai commis une erreur cette fois, mais je réussis bien des choses par ailleurs. »
- « J'ai échoué cette fois, mais j'ai connu bien des succès dans ma vie. »

Le Dr David Burns, psychiatre de renom et auteur du succès de librairie *Feeling Good*, a tenu, en tant qu'expert en matière de thérapie cognitive, plus de trente mille séances au cours de sa carrière. Selon lui, les principes suivants sont essentiels à toute personne désireuse de s'assurer la maîtrise de ses croyances toxiques et de sa façon de penser fautive :

- Nos pensées déterminent notre humeur. Le terme *cognition* fait en réalité référence à nos croyances, à nos perceptions, à nos attitudes mentales et à notre interprétation des événements. Ces pensées peuvent engendrer des émotions telles que la colère, l'hostilité, la dépression, la tristesse, l'anxiété, la peur, la honte et les sentiments de culpabilité.
- Une personne déprimée n'a que des pensées négatives.
- Les pensées négatives causées par un bouleversement émotionnel sont presque toujours terriblement fausses. On peut également les définir comme irrationnelles, déformées ou irréalistes [4].

Le Dr Burns a relevé dix types de croyances négatives :

1. Tout ou rien

Les personnes qui pensent ainsi voient tout en noir ou en blanc et n'accordent aucune place aux zones grises. Les perfectionnistes voient leur travail comme parfait ou nul. Une personne saine sait reconnaître les différentes facettes, nuances et exceptions de presque tous les aspects de la vie.

2. La généralisation excessive

Cette tendance consiste à tirer des conclusions hâtives basées sur très peu de faits. Par exemple, un homme ayant essuyé le refus d'une femme qu'il aurait invitée à sortir pourrait croire que toutes les femmes le rejetteront et que personne ne voudra jamais sortir avec lui. Une personne saine ne tire ses conclusions qu'à partir de preuves multiples.

3. Le filtre mental négatif

Le sujet filtre toute information qui soit bonne ou positive. N'entendant tout simplement ni les compliments, ni la reconnaissance, ni les félicitations qu'on lui adresse, il n'entend que les critiques. Une personne saine entend les commentaires, bons et mauvais.

4. L'exclusion du positif

Le sujet entend les compliments qu'on lui adresse, mais les rejette, et banalise la reconnaissance et les félicitations. Par exemple, en réaction à une promotion, il peut réagir ainsi : « Je ne la mérite pas. Je leur fais pitié parce que je suis si nul. » Une personne saine sait accepter les compliments et les félicitations et en tire de l'estime de soi.

5. Les conclusions hâtives

Dans ce cas, le sujet croit toujours savoir exactement et à tout coup ce que les autres pensent de lui. Une personne saine reconnaît qu'elle ne sait *pas* lire les pensées des autres.

6. L'exagération (catastrophisme) ou la minimalisation

Le sujet exagère l'importance de rencontres et d'événements isolés. Il peut exagérer ses propres émotions, erreurs ou imperfections et minimiser tout succès. Une personne saine maximise les bonnes choses et minimise les échecs.

7. Le raisonnement émotionnel

Le sujet croit que ses émotions déterminent directement les résultats obtenus. Par exemple, il peut se sentir incapable de passer un examen et donc refuser de se présenter. Une personne saine dissocie ses sentiments présents de l'avenir.

8. « Ce qui devrait être fait »

Le sujet respecte « ses propres règles internes » strictes en ce qui a trait à ce qu'il doit faire, devrait faire, ne peut faire et se doit de faire. Une personne saine sait et partage le fait qu'il existe dans la vie très peu de règles absolus.

9. Cataloguer et cataloguer négativement

Le sujet a tendance à cataloguer négativement les autres et lui-même, et à qualifier tout le monde de « stupide », d'« idiot », d'« imbécile », de « nul », de « crétin » ou de « peau de vache ». Une personne saine s'efforce de ne pas cataloguer les gens. (J'aime rappeler ici que Dieu a donné aux hommes l'autorité et la responsabilité de nommer les *animaux*, pas ses semblables.)

10. La personnalisation

Le sujet se blâme pour des situations sur lesquelles il n'a aucun contrôle ou moins de contrôle qu'il ne le pense. J'ai rencontré bien des parents qui se reprochaient le fait que leur fils consomme de la drogue. Ils se sentent coupables et se jugent, alors qu'en réalité, ils devraient tenir l'adolescent responsable de *ses* choix et de *son* comportement. Une personne saine refuse d'endosser le blâme ou la responsabilité des choix qu'une autre personne a faits librement[5].

Réfléchissez et réexaminez

Je crois que bien des gens devraient réfléchir sur plusieurs de leurs points de vue et opinions, et réexaminer leurs croyances :

« Mieux vaut ne pas en parler. »

Nous devrions garder en nous très peu de secrets, car la plupart sont négatifs. Les traumatismes inconcevables vécus à l'enfance, tels que l'inceste et l'abus sexuel, peuvent bouleverser l'âme jusqu'à susciter de l'amertume et de la haine pendant des décennies, et se manifester nombre d'années plus tard sous forme de cauchemars, de sanglots incontrôlables, d'incapacité d'accomplir les tâches de tous les jours, de dépression ou d'une autre forme de comportement négatif. Les agresseurs disent souvent ceci à leur victime : « Ce sera notre petit secret. » On ne peut longtemps garder en soi des secrets terribles car le poids des émotions s'empare même des esprits les plus forts.

> ON NE PEUT LONGTEMPS GARDER EN SOI DES SECRETS TERRIBLES CAR LE POIDS DES ÉMOTIONS S'EMPARE MÊME DES ESPRITS LES PLUS FORTS.

L'amour et la haine ne sont peut-être pas contraires
Certaines personnes ont une façon de penser fautive à propos de l'amour et de la haine. Un pourcentage élevé des gens que j'ai rencontrés voit l'amour et la haine comme étant opposés. Selon moi, ceux qui ressentent une haine profonde sont souvent incapables de faire preuve d'amour véritable envers qui que ce soit, y compris eux-mêmes. La haine intense est habituellement causée par le rejet. Son contraire est réellement l'acceptation, qui peut ou non correspondre à l'amour. Lorsqu'une personne se rend compte que le rejet est à l'origine de sa haine, elle peut alors pardonner et évacuer ses émotions toxiques.

Il n'est pas dit que la pression encourage un meilleur rendement.
On m'a déjà dit ceci : « Je travaille mieux sous pression. » Eh bien, c'est vrai et ce ne l'est pas. Certaines personnes semblent avoir besoin qu'on les pousse pour être motivées à travailler, à concentrer leur énergie et à établir leurs priorités. Toutefois, il est rare que nous soyons plus créatifs ou plus aptes à résoudre un problème et à prendre une décision dans une atmosphère de stress, ce dernier ayant un effet négatif sur la capacité d'une personne d'affronter les circonstances difficiles.

Examinez vos pensées automatiques

Lorsque j'ai des raisons de croire qu'un patient a une façon de penser fautive, je l'encourage à noter dans un journal toutes les façons dont il pense que ses croyances ont été faussées ou sont devenues auto-destructrices. Après avoir observé comment il se qualifie et parle de lui-même, je lui demande d'écrire ce qu'il pense de sa personne.

Voici ce que je lui conseille : de s'écouter et de prendre note chaque fois qu'il tire une conclusion pouvant correspondre à l'un des dix modèles de pensée du Dr Burns, ou qu'il se définit comme « stupide ».

Je lui demande ensuite de relire ses notes et de transcrire, à côté de chaque appellation négative ou chaque manifestation possible d'une façon de penser fautive, un verset ou un court passage biblique portant sur la perception en question.

Puis, je l'invite à confesser à Dieu qu'il s'est laissé aller à penser fautivement et qu'il a cru au mensonge. Je l'encourage à demander à Dieu de lui pardonner, de libérer son âme de ces mensonges, et de le guérir de ses émotions toxiques et de sa façon de penser fautive.

Je lui conseille enfin d'apprendre par cœur les versets qu'il a écrits dans son journal. Ce sont vraisemblablement surtout ceux-là qu'il lui faudra se répéter pour empêcher à la façon de penser fautive de continuer à s'enraciner.

Laissez-moi partager avec vous certains versets de la Bible qui, à mon avis, sont les plus aptes à vous aider à vous défaire de la puissance de la façon de penser fautive.

Des vérités qui nous transforment

- Je puis tout par celui qui me fortifie (Phil. 4. 13).

- Grâces (soient rendues) à Dieu, qui nous fait toujours triompher en Christ (2 Cor. 2 .14).

- Mon Dieu pourvoira à tous vos besoins selon sa richesse, avec gloire, en Christ Jésus (Phil. 4. 19).

- Il (Jésus) leur dit : Ne faites violence à personne, et ne dénoncez personne à tort, mais contentez-vous de votre solde (Luc 3. 14).

- Bien-aimés, ne soyez pas surpris de la fournaise qui sévit parmi vous pour vous éprouver, comme s'il vous arrivait quelque chose d'étrange. Au contraire, réjouissez-vous de participer aux souffrances du Christ, afin de vous réjouir aussi avec allégresse, lors de la révélation de sa gloire (1 Pierre 4. 12, 13).

- Confie-toi en l'Éternel de tout ton cœur, et ne t'appuie pas sur ton intelligence ; reconnais-le dans toutes tes voies, et c'est lui qui aplanira tes sentiers (Prov. 3. 5, 6).

- Oubliant ce qui est en arrière et tendant vers ce qui est en avant, je cours vers le but pour obtenir le prix de la vocation céleste de Dieu en Christ Jésus (Phil. 3. 13, 14).

- Ne vous y trompez pas ; on ne se moque pas de Dieu. Ce qu'un homme aura semé, il le moissonnera aussi (Gal. 6. 7).

- Il envoya sa parole et les guérit, il les délivra de leurs infections (Ps. 107. 20).

- Mon âme, bénis l'Éternel,
  et n'oublie aucun de ses bienfaits !
  C'est lui qui pardonne toutes tes fautes,
  qui guérit toutes tes maladies,
  qui rachète ta vie du gouffre,
  qui te couronne de bienveillance et de compassion (…)
  (Ps. 103. 2-4)

- Ne nous lassons pas de faire le bien, car nous moissonnerons au temps convenable, si nous ne nous relâchons pas (Gal. 6. 9).

Je vous invite à vous procurer un livre des promesses faites par Dieu dans la Bible, ainsi qu'une concordance qui vous permettra de repérer les versets correspondant aux concepts ou aux mots clefs.

Chacun d'entre nous souffre *dans une certaine mesure* d'une façon de penser fautive. Pour jouir d'un esprit renouvelé et pour penser vraiment comme pense Jésus-Christ, nous devons sans cesse comparer notre façon de penser fautive à la vérité de Dieu. Cherchez à développer votre capacité de la déceler, d'en reconnaître la nature, et de la remplacer par des vérités saines et divines.

D'innombrables patients ont appris que lorsqu'ils s'efforçaient véritablement de se défaire de leur façon de penser dysfonctionnelle, ils souffraient moins souvent de dépression, d'anxiété, de colère, de peine, de honte, de jalousie et de toute autre émotion toxique. Il est facile de remplacer les mensonges par la vérité de Dieu ; il suffit d'y consacrer un effort conscient et soutenu… le temps et l'énergie de trouver les versets de la parole de Dieu qui s'appliquent aux mensonges de la vie. Jésus nous a promis ceci : « Si vous demeurez dans ma parole, vous êtes vraiment mes disciples ; vous connaîtrez la vérité et la vérité vous rendra libres » (Jean 8. 31, 32).

Adoptez une nouvelle façon de penser

L'apôtre Paul mettait les disciples de Dieu au défi de la façon suivante : « Ne vous conformez pas au monde présent, mais soyez transformés par le renouvellement de l'intelligence, afin que vous discerniez quelle est la volonté de Dieu : ce qui est bon, agréable et parfait » (Rom. 12. 2). Un renouveau spirituel consiste en partie à faire le choix conscient de changer ses croyances, modifiant ainsi sa façon de penser.

La Bible nous dit ce qui suit au sujet de ce que nous choisissons de penser : «Au reste, frères, que tout ce qui est vrai, tout ce qui est honorable, tout ce qui est juste, tout ce qui est pur, tout ce qui est aimable, tout ce qui mérite l'approbation, ce qui est vertueux et digne de louange, soit l'objet de vos pensées» (Phil. 4. 8).

Choisissez de croire en ce qui suscite en vous des émotions positives. Concentrez-vous sur ces points et privilégiez-les. C'est là votre meilleure défense contre les émotions toxiques.

John Hagee dit un jour ceci :

> Méfiez-vous de vos croyances car elles se transformeront en paroles. Choisissez bien vos mots, car vous agirez en conséquence. Prêtez attention à votre comportement, car il se transformera en habitudes. Soyez conscient de vos habitudes, car elles formeront votre caractère. Formez votre caractère, car il s'agit de votre destin.

Chapitre 13

LA PUISSANCE PURIFICATRICE DU PARDON

Les personnes qui parviennent à pardonner sont celles qui ont *choisi* de le faire. En effet, le pardon est le résultat d'un choix et le fruit de la volonté. Il ne tient ni de l'automatisme ni du hasard.

Les gens qui choisissent de pardonner sont ceux qui disent non au ressentiment et au désir de punir. Ils sont prêts à laisser tomber toute revendication d'une punition en suite à une offense. En vérité, ils acquittent leur offenseur de ce qu'ils considèrent comme une dette envers eux.

Le pardon permet à une personne de se décharger de ses sentiments refoulés, de sa colère, de son ressentiment, de son amertume, de sa honte, de son chagrin, de son regret, de sa culpabilité, de sa haine et d'autres émotions toxiques qui, enfouies au plus profond de son être, la rendent malade, physiquement et émotionnellement. Un grand sentiment de paix qui imprègne tout l'être accompagne souvent l'effet purificateur du pardon véritable.

Ce dernier nettoie les couches de peine accumulées et guérit les recoins rugueux et écorchés de la douleur émotionnelle. Dire « Je vous pardonne » est en quelque sorte comme une douche émotionnelle car le pardon purifie l'âme et la libère de son piège.

Bien souvent, pour *amorcer* le processus du pardon, il nous faut faire le premier pas en pardonnant, et parfois, il faut pardonner chaque fois qu'une nouvelle série de souvenirs douloureux refait surface.

Une dame, divorcée de son mari violent, me dit un jour : « Je sais pourquoi Jésus a enseigné à pardonner 70 fois sept fois. À ce jour, je crois avoir pardonné à mon ex-mari 370 fois. Peut-être devrai-je le faire encore 120 fois avant d'atteindre le fond du puits du pardon ! » (Voir Matthieu 18. 21, 22.)

Cette femme était victime de cauchemars au cours desquels son ex-mari se présentait à elle en la menaçant et en l'humiliant. Elle souffrait de rappels d'images du comportement abusif de cet homme. Si, d'une part, elle regrettait l'avoir divorcé, d'autre part, elle se sentait très soulagée. Pour elle, être divorcée, c'était la vie sans confusion, frustration, humiliation et menaces de sévices jour après jour.

Cette femme découvrit aussi qu'elle souhaitait voir son mari puni pour toute la peine qu'il lui avait infligée et souffrir autant qu'elle avait souffert. Elle désirait également le voir subir le rejet de quelqu'un qu'il aimait, ce qui lui aurait permis de saisir l'ampleur de l'angoisse qu'elle avait vécue. Mais elle savait que ces pensées et ces sentiments de vengeance n'avaient rien de compatible avec le pardon.

Lorsque cette femme se mit à pardonner, elle commença à guérir. Elle me dit aussi : « Mes cauchemars et mes maux de tête ont cessé et ma pression artérielle est redevenue normale. »

Il lui fallut quatre ans pour sentir qu'elle avait *complètement* pardonné à son mari. Le processus du pardon fit de cette femme une personne plus forte émotionnellement et physiquement, en fait, en meilleure santé qu'elle ne l'avait été pendant ses sept ans de mariage et les deux premières années de son divorce. Elle jouissait de plus d'énergie, de force, de vitalité et d'enthousiasme face à l'avenir. Elle me confia qu'elle se sentait habitée d'un nouvel espoir et qu'elle faisait toutes sortes de plans positifs et potentiellement épanouissants.

Comment définissez-vous le pardon ?

Une des raisons pour lesquelles de nombreuses personnes parviennent difficilement à pardonner, c'est qu'elles maintiennent une compréhension fausse ou floue de ce qu'est le *pardon*. Permettez-moi de préciser ce que j'entends par ce terme.

Le pardon *ne* repose *pas* sur une qualité de l'offenseur qui le rende *digne* d'être pardonné. Le pardon véritable ne doit jamais reposer sur un « bon comportement » en compensation d'un comportement antérieur blessant. Le pardon, c'est à l'intérieur de l'être que ça se passe, uniquement du désir de pardonner pour le simple fait de pardonner.

Aucune personne en ayant intentionnellement blessé une autre ne mérite vraiment le pardon de la part de cette dernière. Il reste qu'il vaut mieux pardonner et connaître la liberté émotionnelle et la santé que de souffrir les conséquences d'un refus de pardonner.

Le pardon n'exige pas d'une personne qu'elle minimise la réalité de sa douleur, ni l'ampleur ou l'importance de son expérience. Pardonner, ce *n'est pas* dire : « Ah, peu importe. » ou « On ne m'a tout de même pas offensé gravement. », mais plutôt « Je choisis de laisser tomber cette rancœur envers la personne qui m'a fait du mal. »

Pardonner ne signifie pas devoir laisser l'auteur du mal s'en tirer à bon compte, sans que justice ne soit faite. La personne qui pardonne peut quand même exiger que le « coupable » soit traduit en justice ou fasse l'objet de sanctions juridiques pour le méfait commis. Le pardon signifie remettre carrément son offenseur entre les mains de Dieu et de sa justice. C'est le confier, lui, de même que la situation et les souvenirs horribles d'événements terribles, à Dieu et s'en remettre à ce dernier pour trouver la guérison de sa blessure profonde. En définitive, la justice de Dieu, sa miséricorde, son amour et son désir de racheter et de pardonner prévaudront toujours, et de loin, sur toute justice humaine.

Certaines personnes soutiennent que le temps suffit pour guérir les blessures émotionnelles. Selon mon expérience, cela est bien rare. Au fil du temps, les souvenirs peuvent s'émousser quelque peu et les gens peuvent changer et acquérir une certaine maturité, mais jamais le temps n'a permis à une émotion toxique douloureuse de se dissiper totalement. Des événements extrêmement douloureux vécus pendant l'enfance peuvent être la cause d'une douleur aussi intense 70 ou 80 ans plus tard.

Nous pouvons repousser, en quelques secondes ou en quelques minutes, certaines blessures sans importance et des offenses superficielles ou même irritantes, mais le pardon de blessures émotionnelles profondes et d'offenses à l'origine de graves torts requiert presque toujours du temps et un effort conscient.

Jamais nous ne devons oublier que pardonner, c'est une question de volonté.

> JAMAIS NOUS NE DEVONS OUBLIER QUE PARDONNER, C'EST UNE QUESTION DE VOLONTÉ.

En dernier lieu, le pardon, c'est une marque de force. Pour certaines personnes, c'est manifester sa faiblesse, mais rien n'est plus faux ! Si entretenir des sentiments de colère, de ressentiment ou de haine exige peu de force morale, se détourner de sa colère et rechercher la paix exige au contraire une forte dose de courage. Certaines personnes considérées comme les plus fortes ont exprimé le besoin de pardonner. Mahatma Gandhi dit un jour : « Le faible ne peut jamais pardonner. Le pardon appartient à celui qui est fort. »

POUR SE RÉCONCILIER, IL FAUT ÊTRE DEUX

Alors qu'il suffit d'une personne pour pardonner, la réconciliation en exige deux. Vous pouvez accorder votre pardon à quelqu'un qui vous refuse le sien, mais la réconciliation fait toujours appel à la volonté des deux parties. La distinction est importante.

Une des plus puissantes histoires des temps modernes qui porte sur le pardon est celle dont j'ai été témoin, il y a de cela plusieurs années à l'émission télévisée *Larry King Live*. Ce soir-là, Jim Bakker et son ex-femme, Tammy Faye Messner, se présentèrent ensemble à l'émission pour témoigner de la façon dont ils s'étaient pardonnés l'un l'autre et eux-mêmes, et avaient pardonné à tous les gens associés à leur disgrâce de la télévision chrétienne, au cours des années 1980, en raisons de sérieuses accusations de fraude et de relations sexuelles illicites.

Autant Jim que Tammy racontèrent leur histoire respective remplie de profondes souffrances et de pardon. Tous deux s'étaient sentis trahis par un pasteur qu'ils tenaient responsables de la perte de leur ministère. Toutefois, ils étaient tous les deux parvenus à lui pardonner. De plus, Tammy avait pardonné à Jim son adultère et Jim avait pardonné à sa femme d'avoir divorcé de lui pour épouser son meilleur ami, alors que lui, Jim, son «ex-mari», était encore derrière les barreaux.

Concernant l'«affaire» de Jim, Tammy dit alors à la caméra: «Le pardon, c'est une question de choix. En fait, la vie est faite de choix. Je pouvais donc choisir entre l'amertume et la haine d'une part, et le pardon d'autre part. Pardonner à Jim ne fut pas chose facile pour moi; ce fut même très difficile. Mais j'y suis parvenue, comme j'ai réussi à comprendre ce qui s'est passé et à poursuivre ma vie.»

Ayant parlé du remariage de Tammy et des personnes qui avaient attaqué son ministère, Jim dit à son tour: «La Bible est sans équivoque. D'ailleurs, c'est ce que j'ai étudié en prison. Lorsque je me suis mis à l'étude des paroles de Jésus-Christ, j'ai appris qu'il avait affirmé qu'à celui qui ne pardonne pas avec son cœur, et de façon systématique, il ne lui serait pas pardonné. Christ a dit: "Bienheureux les miséricordieux car il leur sera fait miséricorde." J'avais besoin de miséricorde et de pardon, et je désirais donner aux autres ce dont j'avais moi-même besoin [1]. »

Peut-être avez-vous pardonné et constaté, par la suite, que votre offenseur n'était pas disposé à la réconciliation. Si cela se produit, sachez que vous avez fait votre part. Dites adieu aux émotions toxiques liées à votre relation et ayez confiance que Dieu saura faire son travail dans la vie de cette personne, en son temps, et selon ses propres méthodes.

Soyez aussi conscient du fait que, dans certains situations, la réconciliation n'est peut-être pas souhaitable, comme dans les cas de violence familiale, de harcèlement, de comportement violent ou d'abus sexuel d'un enfant. Si tel est le cas, ne laissez pas l'échec de la réconciliation vous abattre émotionnellement. Dieu vous demande de pardonner et non de vous unir de nouveau avec une personne qui vous a blessé et qui manifeste un comportement destructeur incessant.

Le pardon ouvre la porte à l'amour

Certaines personnes soutiennent que le pardon coule, presque automatiquement leur semble-t-il, d'un cœur qui aime. Pourtant, c'est tout le contraire : le pardon offre à celui qui pardonne la capacité d'aimer. En effet, il est virtuellement impossible d'aimer une personne envers qui l'on entretient de la rancune, face à laquelle on a vécu une expérience fâcheuse, ou qui vous a rejeté ou infligé une certaine douleur émotionnelle. D'abord le pardon et ensuite l'amour.

George Ritchie, psychiatre, est l'auteur d'écrits concernant les survivants des camps de la mort de la Deuxième Guerre mondiale. Voici ce qu'il écrivit au sujet d'un homme surnommé Wild Bill :

> Wild Bill était l'un des prisonniers du camp de concentration, de toute évidence depuis peu de temps, car il se tenait

bien droit, ses yeux brillaient et il semblait infatigable. Puisqu'il parlait couramment l'anglais, le français, l'allemand, le russe et le polonais, il devint en quelque sorte le traducteur officieux du camp.

Wild Bill avait beau travailler de 15 à 16 heures par jour, il ne donnait aucun signe de lassitude. Alors que nous croulions tous sous la fatigue, lui semblait prendre des forces.

Quel ne fut pas mon étonnement le jour où je découvris que Wild Bill était incarcéré à Wuppertal depuis 1939! Pendant six ans, on l'avait astreint à un régime de crève-la-faim et contraint à la même caserne sans aération et infestée de maladies que tous les prisonniers, mais Wild Bill ne donnait aucun signe de détérioration physique ou mentale.

Discutant avec différents groupes, prêchant le pardon, il était ce que nous avions de plus précieux.

« Pour certain d'entre eux, il n'est pas facile de pardonner, lui ai-je dit un jour. Ils sont si nombreux à avoir perdu des membres de leur famille. »

« Nous habitions le quartier juif de Warsaw, me répondit lentement Wild Bill, qui pour la première fois parlait de lui. J'y vivais avec ma femme, nos deux filles et nos trois jeunes fils. Lorsque les Allemands atteignirent notre rue, ils ordonnèrent à tout le monde de s'aligner le long du mur et se mirent à tirer. Je les suppliai de mourir avec ma famille, mais parce que je parlais l'allemand, ils m'assignèrent à un groupe de travail.

« C'est sur-le-champ que je dus décider si je m'abandonnerais à la haine vis-à-vis des coupables de cette tuerie, poursuivit-il. Pour moi qui suis avocat, la décision fut facile en réalité. En effet, dans ma pratique, j'avais trop souvent été témoin du tort que peut causer l'animosité à l'esprit et au corps des gens. C'est la haine qui était responsable de la mort des six personnes qui m'étaient les plus chères au monde.

C'est à ce moment-là que je décidai que je passerais le reste de ma vie, qu'il s'agisse de quelques jours ou de plusieurs années, à aimer toute personne que j'aurais l'occasion de rencontrer. »

Voilà la force qui avait soutenu un homme privé de tout [2].

Ceux qui parmi nous semblent jouir de la meilleure santé sont ces âmes généreuses qui rient facilement, oublient rapidement les événements fâcheux, et s'empressent de pardonner même les offenses les plus graves. Ce type de comportement d'enfant protège de tout encombrement émotionnel et spirituel et, en définitive, physique. Pour moi qui suis médecin, le fait que la Bible nous enseigne, en ce qui a trait à notre relation avec Dieu et à notre capacité de pardonner, de croire et d'exprimer notre foi, à redevenir « comme des petits enfants », n'a rien de mystérieux (Matt. 18. 3).

Seul le pardon authentique peut éteindre les chardons ardents des émotions toxiques et permettre à une personne de vivre libre des séquelles et des cicatrices laissées par une blessure intérieure profonde.

LES BIENFAITS DU PARDON SUR LA SANTÉ

Une étude scientifique, menée par l'Université du Wisconsin et appelée *The Forgiveness Study* (L'étude sur le pardon), révéla que l'apprentissage du pardon peut contribuer à la prévention des maladies cardiaques des sujets d'âge moyen. En effet, l'incidence des maladies cardiaques était beaucoup plus élevée chez les sujets ayant admis leur incapacité à pardonner que chez ceux qui y parvenaient facilement. Les chercheurs en sont venus à la conclusion que l'incapacité à pardonner est un meilleur indice de problèmes de santé que l'hostilité [3].

Le Dr Fred Luskin, dont j'ai déjà parlé, était directeur du Standford Forgiveness Project (Projet Standford sur le pardon) de l'université du même nom. Son travail portait, du moins en partie, sur des projets regroupés sous l'appellation HOPE, Healing Our Past Experiences (Guérir nos expériences antérieures). Dans le cadre de l'un de ces projets, le Dr Luskin travailla avec des sujets âgés entre 25 et 50 ans qui, souffrant de blessures émotionnelles, étaient incapables de pardonner. Dans certains cas, il s'agissait de conjoints trompés, de conjoints souffrant de problèmes d'alcool ou de drogue, ou encore de personnes qui se sentaient abandonnées par leurs meilleurs amis.

Alors que la publication des résultats de ce projet est toujours en cours, une des conclusions tirées par le Dr Luskin et ses associés est la suivante : la personne qui a appris à pardonner, que ce soit une offense précise ou à quelqu'un en particulier, est d'une façon générale plus disposée au pardon. Les personnes qui développent la capacité de pardonner jouissent d'une meilleure maîtrise de leurs émotions et, par conséquent, elles sont moins en colère et se sentent moins troublées et blessées que les gens qui n'ont jamais appris à pardonner ou qui n'ont pas cette capacité.

Chez les adultes ayant appris à pardonner, le Dr Luskin observa une diminution importante des doléances de nature physique.

Ce dernier mena, entre autres, une enquête sur cinq femmes originaires de l'Irlande du Nord, dont quatre avaient souffert la perte d'un fils, mort au combat. Plus ces femmes apprenaient à pardonner, plus elles se sentaient capables de pardonner aux meurtriers de leurs fils. Elles affirmèrent se sentir plus optimistes et nettement moins déprimées, ce que confirma leur examen psychologique [4].

Une étude connexe révéla une réduction de près de 40 p. 100 des blessures émotionnelles en une semaine de formation au pardon, de même qu'un déclin important du niveau de dépression.

Les participants à l'étude firent état d'une augmentation notoire de leur sentiment de vitalité physique et de bien-être général, et 35 p. 100 des sujets dirent se sentir moins déprimés[5].

LES CONSÉQUENCES DU REFUS DE PARDONNER

Si vous choisissez de ne pas pardonner, je peux vous assurer que vos émotions toxiques et délétères de ressentiment et de haine continueront de vous empoisonner tout autant que le ferait un véritable poison. Non seulement votre corps en souffrira, mais il en sera de même de votre esprit, de votre âme et de votre bien-être émotionnel.

En vérité, en refusant de pardonner, c'est à vous seul que vous causez du tort et très rarement à la personne qui vous a offensé. La plupart des gens à qui vous refusez votre pardon ne sont même pas conscients du fait que vous êtes fâché contre eux. Bon nombre de personnes sont tellement mal élevées et insouciantes qu'elles ne se rendent même pas compte d'avoir été blessantes.

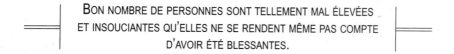

BON NOMBRE DE PERSONNES SONT TELLEMENT MAL ÉLEVÉES ET INSOUCIANTES QU'ELLES NE SE RENDENT MÊME PAS COMPTE D'AVOIR ÉTÉ BLESSANTES.

Une amie avec qui je discutais récemment de ce sujet me raconta qu'elle avait, pendant des années, nourrit du ressentiment à l'égard d'une personne de son église qui, selon elle, ne l'aimait pas. En effet, ayant tenté de lui parler alors qu'elle était en plein conversation, Jane avait été ignorée, pourtant convaincue qu'on l'avait bien vue s'approcher. De plus, elle avait cru entendre prononcer son nom, ce qui l'avait incité à conclure qu'il s'agissait de commérages à son sujet.

Des années plus tard, Jane avait appris que l'interlocutrice de cette personne qui selon Jane avait manqué d'égards à son endroit, lui avait fait part d'un problème personnel qui concernait une personne du nom de Jane. Là-dessus, mon amie Jane avait soudain compris que ces deux dames, au cœur d'une intense conversation, n'avaient pas remarqué sa présence. Elle avait aussi compris que si on lui avait prêté attention, Jane aurait risqué d'interrompre, dans le hall d'entrée de l'église, les conseils prodigués à cette femme qui en avait grand besoin.

« Pendant des années, j'ai entretenu du ressentiment et du doute sans aucun fondement, me dit-elle. Toutefois, cela m'a permis d'apprendre qu'il vaut mieux pardonner et oublier certaines choses, surtout s'il existe quelque doute que ce soit quant à notre interprétation du comportement d'autrui. »

Une perception erronée est souvent en cause lorsqu'une personne se sent offensée, incomprise ou rejetée.

LE PARDON EST UN PROCESSUS

Exprimer et sentir le pardon, c'est souvent progressif. D'ailleurs, je pense qu'il s'agit d'un processus à trois étapes :

Admettez qu'on vous a blessé

Avant de pouvoir pardonner, vous devez vous admettre ouvertement que des événements, des paroles, des situations ou des attitudes vous ont blessé émotionnellement et spirituellement, qu'il s'agisse de choses passées ou récentes. Admettez qu'il y a eu offense, peu importe l'importance que vous lui accordez.

Bien souvent, les gens disent : « Je sais que cela ne devrait pas me troubler. » ou « Les autres me disent que j'aurais dû voir venir le coup. » ou encore « Je m'en fais sans doute trop. » Évitez d'ignorer, de nier ou de diminuer le mal que vous avez ressenti. Reconnaissez que ce dont vous avez été victime vous a occasionné de la peine émotionnelle.

Des personnes m'ayant affirmé avoir pardonné font suivre aussitôt leur affirmation de commentaires qui montrent bien que ce n'est pas vraiment le cas. Peut-être ont-elles dit «Je vous pardonne.», mais l'offenseur est toujours prisonnier de leur cœur.

J'ai récemment entendu parler d'une femme, aujourd'hui presque sexagénaire, qui, pendant un certain nombre d'années, avait été victime d'abus sexuel de la part d'un de ses oncles. Un jour, alors qu'elle n'avait que 15 ans, ce dernier lui dit: «Ta tante sait tout de cette affaire. Je ne le ferai plus. Pardonne-moi.»

Blessée et meurtrie, en plus d'être intimidée et effrayée, la jeune fille de 15 ans avait alors répondu: «Je vous pardonne.»

Près de 40 ans plus tard, souffrant d'insomnie sévère et d'un système immunitaire passablement affaibli qui semblait la rendre vulnérable à tout virus et à toute bactérie, cette femme fut contrainte d'admettre: «Je lui ai pardonné en paroles et peut-être dans ma tête, mais jamais je ne lui ai vraiment pardonné du fond de mon cœur.»

Acceptez le pardon de Dieu dans votre vie

Selon la Bible, la seule façon pour une personne de pardonner réellement et profondément à quelqu'un est d'abord de savoir que Dieu lui a pardonné. Le pardon que Dieu nous accorde constitue la base de notre capacité à faire de même aux autres. Jésus dit:

- [Priez.] Pardonne-nous nos offenses, comme nous aussi nous pardonnons à ceux qui nous ont offensés (Matt. 6. 12).

- Si vous pardonnez aux hommes leurs offenses, votre Père céleste vous pardonnera aussi; mais si vous ne pardonnez pas aux hommes, votre Père ne vous pardonnera pas non plus vos offenses (Matt. 6. 14, 15).

- Ne jugez point, et vous ne serez point jugés ; ne condamnez point, et vous ne serez point condamnés ; absolvez, et vous serez absous (Luc 6. 37).

Si vous croyez avoir une part quelconque de responsabilité quant à l'offense dont vous avez été l'objet, confessez-la à Dieu et recevez son pardon et, par la suite, pardonnez-vous à vous-même. Acceptez la complétude du pardon de Dieu. En fait, la Bible nous dit que Dieu pardonne et oublie (voir Ps. 103. 12).

Par contre, si vous croyez n'être coupable en rien dans cette affaire, il serait quand même sage de demander pardon à Dieu pour tout refus de pardonner à autrui que vous auriez pu cacher dans votre cœur. Demandez à Dieu de vous guérir des souvenirs douloureux des événements ou des circonstances qui vous ont blessé.

Remettez ouvertement l'offenseur entre les mains de Dieu

Il y a un certain temps de cela, quelqu'un me raconta que lorsqu'il prodigue des conseils à une personne qui a besoin de pardonner, il lui remet un petit jouet en caoutchouc. Ensuite, il invite la personne à le tenir aussi fermement que possible, à deux mains, et il lui dit : « Maintenant, si vous êtes prêt à pardonner, je vais prier avec vous. Je désire que vous perceviez la personne à qui vous désirez pardonner comme s'il s'agissait de ce petit jouet que vous serrez si fort entre vos doigts. C'est ainsi que le refus de pardonner agit avec votre âme. Vous gardez toujours prisonnière cette personne, alors que le moment est venu de la libérer. En priant, libérez-la et abandonnez-la entre les mains de Dieu. Laissez tomber le jouet et tendez les mains vers Dieu pour recevoir son amour, puis placez vos mains sur votre cœur. »

Je demandai à ce conseiller : « Que se passe-t-il alors ? »

Il me répondit : « Parfois, la personne parvient difficilement à lâcher prise. Elle croit qu'il n'en sera rien, mais le geste est très difficile. En d'autres occasions, lorsque la personne y parvient, elle peut se mettre à pleurer pendant un bon moment. Et ce n'est qu'après avoir versé toutes les larmes de son corps que la personne constate qu'elle peut vraiment recevoir l'amour de Dieu dans son cœur. Bon nombre de gens ne sont pas prêts pour un pardon aussi émotionnel.»

«Est-ce toujours ainsi?» ai-je demandé.

«Eh bien, puisque le pardon est une émotion, continua-t-il, s'il est authentique, il sera nécessairement accompagné d'émotions. Peu importe le fait que certaines personnes soient moins démonstratives que d'autres, le pardon reste une expérience émotionnelle. Comment en serait-il autrement? Après tout, il s'agit de la guérison d'émotions.»

Demandez à Dieu de vous aider

Demandez à Dieu de vous aider à pardonner à la personne qui vous a offensé. Il sait mieux que tout être humain ce qu'est le pardon. Faites-lui confiance. Il vous accordera la capacité de pardonner complètement et librement.

Exprimez votre pardon

Concentrez-vous sur la personne qui vous a causé du tort, vous a jugé sévèrement, vous a catalogué faussement, ou a suscité en vous quelque peine ou trouble émotionnel et insérez le nom de cette personne dans la prière qui suit:

Père céleste, je choisis aujourd'hui de pardonner à _____ _____ toute offense commise à mon endroit, qu'il (ou qu'elle) en soit consciente ou non. J'abandonne à tes soins tout souvenir et toute émotion toxique liés au refus de pardonner qui pourrait se cacher dans mon cœur. Je déclare devant toi que j'enterre à tout jamais la situation, la circonstance ou l'événement à l'origine de l'offense à mon endroit. Guéris-moi, Père. Aide-moi à aller de l'avant dans la liberté et la puissance du pardon.

Selon mon expérience, certains patients qui ont récité cette prière se sont vus submergés de souvenirs. Alors qu'ils pensent s'apprêter à pardonner une seule offense, cinq autres se précipitent, un peu comme lorsqu'on retire le bouchon d'une bouteille de champagne.

J'encourage alors les patients, au moment où ils se rappellent chaque nouvelle offense, à répéter la prière du pardon. En certaines occasions, le patient la récite une dizaine de fois, et même plus. Laissez-moi vous assurer du résultat : une joie et un soulagement au-delà de toute attente !

Déterminez si vous devez demander pardon à l'offenseur ou lui pardonner

Il se peut qu'en certaines occasions le processus du pardon ne prenne fin qu'au moment où vous demandez à l'autre personne de vous pardonner. Parfois, c'est vous qui devez vous présenter à elle et lui accorder votre pardon – que vous lui aviez refusé jusqu'alors. Le pardon est le cadeau le plus précieux que nous pouvons offrir à notre prochain.

LE PARDON PARTIEL OU TOTAL

Le pardon partiel ou superficiel n'offre aucune purification émotionnelle réelle. Lorsqu'une personne ne pardonne que partiellement, elle peut sentir s'atténuer ses sentiments négatifs, mais elle ne ressent pour autant ni liberté émotionnelle authentique ni paix véritable dans son cœur. Le pardon partiel, ça se passe normalement dans la tête. Les gens pardonnent parce que, selon eux, il s'agit d'une bonne idée ou de la bonne chose à faire. Ils formulent les paroles qui conviennent et croient ainsi avoir pardonné, mais dans leur for intérieur, les souvenirs de l'offense suscitent encore des sentiments de douleur et de ressentiment.

La personne qui ne pardonne que partiellement n'a droit qu'à une réconciliation partielle avec la personne qui l'a offensée. Toute tentative de rétablir l'amitié échoue. Les souvenirs douloureux ne cessant de refaire surface, la personne ne ressent que peu de chaleur et d'affection à l'égard de celui ou de celle qui l'a offensée.

Au contraire, le pardon total permet de renoncer complètement à tout sentiment négatif lié à l'offenseur. Ce genre de pardon est vraiment purificateur.

Vous en êtes toujours à l'apprentissage du pardon et êtes animé du désir sincère de goûter au pardon complet qui purifie à fond ? Prenez courage, la délivrance *viendra* si vous persévérez à demander à Dieu de vous aider à pardonner.

Vous pardonner à vous-même

Peut-être que se pardonner à soi-même est le pardon le plus difficile qui soit. Pour être vraiment purifié et pour goûter au véritable bien-être émotionnel, nous devons analyser notre propre vie, en prêtant une attention particulière à ces occasions où nous avons manqué, et demander pardon à Dieu. Dès que cela est fait, nous devons croire sincèrement que Dieu nous a pardonné. La Bible promet : « Si nous confessons nos péchés, il est fidèle et juste pour nous les pardonner, et pour nous purifier de toute iniquité » (1 Jean 1. 9).

Ensuite, nous devons nous pardonner à nous-mêmes. Manquer de le faire peut nous valoir de vivre dans la honte, le remords, la culpabilité ou le regret.

Pour certaines personnes, il est très difficile de se pardonner l'abus dont elles se sont rendues coupables à l'endroit de leur conjoint ou de leurs enfants, leurs affaires extra-conjugales, leurs avortements, leur abus d'alcool ou de drogue, ou la perte de l'argent de la famille au jeu.

L'apôtre Paul a écrit les paroles d'encouragement suivantes : « Mais je fais une chose : oubliant ce qui est en arrière et me portant vers ce qui est en avant, je cours vers le but, pour remporter le prix de la vocation céleste de Dieu en Jésus-Christ » (Phil. 3. 13, 14).

Il ne suffit pas pour quelqu'un de dire : « Eh bien, c'est de l'histoire ancienne ; je vais oublier et poursuivre mon chemin. » Agir ainsi, c'est ne pas tenir compte d'une étape vitale : le pardon. Confesser ses péchés et faire l'expérience du pardon de Dieu sont des étapes essentielles si l'on veut véritablement oublier le passé.

Dans un même temps, à partir du moment où nous avons confessé nos péchés à Dieu et reçu son pardon, nous devrions aller de l'avant, avec l'intention ferme de se fixer des buts et d'anticiper un avenir rempli d'espoir, en croyant fermement le message du verset suivant : « Je puis tout par celui qui me fortifie » (Phil. 4. 13).

Ayant réussi à pardonner, il se peut qu'en y repensant, vous voyiez en votre expérience de pardon une bénédiction et non l'épreuve empreinte de chagrin et de cicatrices que vous aviez anticipée.

Le pardon authentique engendre des émotions qui guérissent : l'amour, la paix profonde de l'esprit et du cœur, et la joie véritable. Je vous encourage à commencer à embrasser ces merveilleuses émotions que Dieu vous a destinées en vue de votre complétude.

VIVRE DANS UN ÉTAT DE PARDON

Choisissez de vivre dans un état de pardon. La seule façon d'y parvenir est de demander pardon à Dieu et de pardonner chaque jour à ceux qui vous ont fait du tort, ridiculisé, persécuté, rejeté, critiqué ou calomnié, ou qui ont enfreint votre paix d'esprit et vos croyances.

Si le pardon est difficile pour vous, je vous encourage à lire la Bible et à vous enquérir de ce qu'elle enseigne au sujet du pardon. Utilisez une concordance pour en trouver les nombreuses références. La Bible compte un certain nombre d'histoires et d'enseignements associés au pardon.

- L'histoire de Joseph est la merveilleuse illustration d'un jeune homme victime d'injustices à répétition, mais qui, en définitive, en vint à y voir les objectifs de Dieu pour sa vie et pour celle des membres de sa famille (Gen. 37-45).
- La parabole de l'enfant prodigue raconte l'histoire du pardon généreux d'un père (Luc 15. 11-32).
- La parabole du serviteur accablé d'une énorme dette illustre notre besoin de pardonner (Matt. 18. 23-35).

Le pardon continu empêche l'accumulation d'émotions toxiques et délétères. Par conséquent, je recommande à mes patients de pardonner au quotidien pour s'assurer ainsi une bonne santé mentale, émotionnelle, spirituelle et physique.

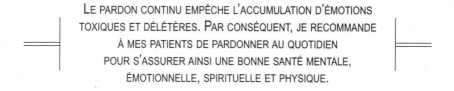

LE PARDON CONTINU EMPÊCHE L'ACCUMULATION D'ÉMOTIONS TOXIQUES ET DÉLÉTÈRES. PAR CONSÉQUENT, JE RECOMMANDE À MES PATIENTS DE PARDONNER AU QUOTIDIEN POUR S'ASSURER AINSI UNE BONNE SANTÉ MENTALE, ÉMOTIONNELLE, SPIRITUELLE ET PHYSIQUE.

Un très bon passage biblique à mémoriser est le suivant : « Que toute amertume, toute animosité, toute colère, toute clameur, toute calomnie, et toute espèce de méchanceté, disparaissent du milieu de vous. Soyez bons les uns envers les autres, compatissants, vous pardonnant réciproquement, comme Dieu vous a pardonné en Christ » (Éph. 4. 31, 32).

Chapitre 14

LA VALEUR THÉRAPEUTIQUE DE LA JOIE

Puisque la joie est une émotion personnelle profonde, nul ne peut savoir si l'autre est réellement joyeux. Par contre, la joie se manifeste presque toujours par un sourire facile et un rire franc.

Il y a plusieurs années, je fus appelé à traiter Samantha, surnommée Sammi, patiente confinée au lit de nombreuses heures chaque jour à cause d'une fibromyalgie sévère, d'une fatigue chronique, d'une pression artérielle élevée et des douleurs arthritiques. L'étude de ses antécédents médicaux me permit de diagnostiquer aussi chez cette dame un sérieux cas de dépression, auquel je m'attaquai simultanément à ses malaises physiques.

Au fil des semaines, Sammi commença à connaître de bonnes journées. La disparition progressive de ses symptômes semblait coïncider avec sa thérapie émotionnelle et elle retrouva un meilleur moral. Peu de temps après, elle connaissait plus de bons jours que de mauvais. Néanmoins, de temps à autre, elle sombrait dans le désespoir le plus profond. L'ayant reçue à l'une de ces occasions, je m'empressai de lui prescrire *un minimum de dix gros rires par jour*, ce qui ne manqua pas de la surprendre. «Sammi, à quand remonte la dernière fois que vous avez ri aux éclats, les yeux pleins de larmes et les côtes sensibles, presque au point de vouloir vous rouler par terre?» lui demandai-je. «Je ne sais pas si j'ai jamais vécu pareille expérience», me répondit-elle.

« Eh bien, ai-je poursuivi, c'est là votre ordonnance. Procurez-vous le livre de blagues le plus drôle que vous puissiez trouver, ou encore achetez ou louez des films drôles et des cassettes d'anciennes comédies télévisées. Puis, lisez votre livre ou regardez vos films et laissez-vous aller à un rire profond. Faites cela chaque fois qu'un lourd nuage noir s'apprête à envahir votre âme, ou dès que votre corps est saisi de douleurs soudaines envahissantes. Je veux qu'à force de rire, vous puissiez anéantir votre souffrance et votre pessimisme.

Lorsque je la rencontrai la fois suivante, Sammi avait une mine bien différente. Entrant dans la salle d'attente avec un air de maître des lieux, elle me saisit par la main et m'étreignit si fort que j'en eus presque le souffle coupé. Tout en elle était transformé : sa voix, son expression faciale et sa démarche. Arborant un large sourire, les yeux pétillants, Sammi déclara à qui pouvait l'entendre : « Docteur, j'ai appris à rire. Jamais je ne me suis senti aussi bien ! »

Selon la Bible « un cœur joyeux est un bon remède » (Prov. 17. 22). En prescrivant le rire, j'ai constaté la véracité de cet énoncé à de nombreuses reprises.

LE RIRE EST UN BON REMÈDE

Le Dr Lee Berk, du Centre médical de l'Université Loma Linda, auteur d'ouvrages sur les effets bénéfiques du rire sur la santé, conclut que le rire fortifie le système immunitaire et réduit l'effet nocif d'une sécrétion excessive des hormones du stress. Dans l'une de ses études où 15 hommes devaient regarder une comédie sur cassette vidéo, le Dr Berk observa, à la suite de bons gros rires, une réduction de 39 p. 100 du cortisol, de 70 p. 100 de celui de l'adrénaline, ainsi qu'une augmentation de 27 p. 100 du taux d'endorphine, hormone du bien-être, et une montée en flèche de l'hormone de croissance ou « de jeunesse » qui atteignait 87 p. 100 [1].

Les découvertes du Dr Berk sur le cortisol sont particulièrement importantes. En effet, le cortisol est une dangereuse hormone du stress qui, à dose élevée et sur une période prolongée, peut avoir sur le corps l'effet d'un acide. Si le cortisol affecte surtout le cerveau, allant même jusqu'à la perte de mémoire, il est difficile d'en réduire le taux à l'aide de médicaments. Le rire est donc véritablement une bonne ordonnance !

Le Dr Berk et d'autres chercheurs ont démontré que le rire peut faire baisser la pression artérielle. En 2000, une équipe de chercheurs de l'Université du Maryland détermina que les personnes dont le langage était chargé d'humour étaient souvent moins enclines à souffrir des crises cardiaques que les gens dont l'humour est absent du langage. D'autres chercheurs encore découvrirent que, de façon générale, les gens dotés d'un bon sens de l'humour ressentent moins de stress et jouissent d'une meilleure santé[2].

Les recherches du Dr Berk lui ont permis de conclure que le rire aide à protéger le système immunitaire de façons bien précises. En effet, le rire entraîne une augmentation des éléments chimiques suivants :

- le niveau d'immunoglobuline A qui aide à protéger les voies respiratoires de toute infection ;
- l'interféron gamma, le mécanisme de défense de première ligne du système immunitaire contre les virus ;
- les cellules B productrices d'anticorps conçus pour s'attaquer directement aux bactéries nocives ;
- le complément 2, une combinaison de protéines qui agit comme catalyseur dans les réactions des anticorps[3].

Norman Cousins, journaliste et ancien rédacteur du *Saturday Review*, contracta, un jour, une maladie extrêmement douloureuse du tissu conjonctif appelé spondylarthrite ankylosante. En fait, sa douleur était si intense que Cousins parvenait à peine à remuer ses jointures. Le tennis, les voyages et même ses activités quotidiennes préférées, tout devint soudainement extrêmement pénible.

Refusant d'accepter le pronostic pessimiste de son médecin, le corps tenaillé par une douleur intense, il se souvint d'un article qui affirmait que les émotions négatives peuvent prédisposer une personne à certaines maladies dont celle qui l'accablait. Cousins commença donc à se demander s'il n'existait pas un lien quelconque entre sa maladie et certaines émotions négatives, et dans quelle mesure des émotions positives pouvaient avoir un effet contraire susceptible de le guérir. Ayant donc conclu qu'une expérience personnelle était de mise, Cousins se mit à regarder des films amusants afin de déterminer si le rire pouvait avoir un effet positif sur sa douleur. Les frères Marx et *Candid Camera* devinrent donc sa thérapie préférée, outre les gros rires réguliers que suscitaient les histoires drôles qu'il racontait aux autres et les tours qu'il jouaient à ces derniers. Il alla même jusqu'à inciter les infirmières à lui lire des histoires amusantes.

Avec le temps, il remarqua que le fait de rire avant d'aller se coucher l'aidait à mieux dormir. En fait, dix minutes d'un gros rire franc avaient sur lui un effet anesthésiant tel qu'il pouvait dormir au moins deux heures sans ressentir de douleur. Lorsque l'effet positif s'estompait, Cousins regardait une autre comédie et, ayant encore ri pendant au moins dix autres minutes, il pouvait compter sur deux autres heures de sommeil ininterrompu.

Tout en poursuivant sa thérapie par le rire, Cousins remarqua quelque chose d'autre : il se sentait de mieux en mieux. En effet, sa vitesse de sédimentation globulaire qui indiquait une chute du niveau d'inflammation de son corps après une séance de rire, finit par atteindre la normale... et Cousins se rétablit. D'ailleurs, la remarquable histoire de ce dernier et de son recours au rire pour se guérir fit l'objet d'un article publié dans le *New*

England of Medicine de décembre 1976[4]. Cette étude donna même naissance à un livre intitulé *Anatomy of an Illness* (L'anatomie d'une maladie), publié en 1979.

La puissance de guérison du rire se transforma en véritable passion pour Cousins qui, de pair avec l'Université Loma Linda, effectua des recherches afin d'évaluer l'effet du rire sur les hormones du stress et le système immunitaire. Cousins passa les 12 dernières années de sa vie au UCLA Medical School, où il travailla comme professeur associé et mit sur pied un groupe d'étude de l'humeur ayant pour mission d'effectuer des recherches cliniques sur le rire. Vingt ans plus tard, le travail se poursuit toujours au Centre de psychoneuroimmunologie Norman Cousins de l'UCLA où l'on y effectue actuellement des recherches sous un groupe de projets ayant pour nom « Rx Laughter Study » (L'étude Rx sur le rire).

Dans le cadre de cette dernière, le personnel médical encourage les enfants très malades à écouter des cassettes vidéo, des dessins animés, des émissions de télévision et des films drôles afin de mesurer l'effet du rire sur le système immunitaire des participants. Les chercheurs ont d'ores et déjà observé que ces enfants guérissent plus rapidement et souffrent de moins de douleur. D'après l'un des chercheurs, professeur de surcroît : « Le rire semble provoquer une réponse de détente du système nerveux autonome... Ce qui serait bénéfique aux enfants qui vivent des événements douloureux ou qui souffrent de l'anxiété d'une douleur anticipée. »

D'AUTRES EXPÉRIENCES ET ASPECTS D'UN HUMOUR SAIN

Une épidémie de rire

Lorsque j'entendis parler de l'« épidémie de rire », qui eut lieu en Afrique en 1963 et qui fut documentée dans le *Central African Journal of Medicine*, je fus fasciné.

Tout commença dans une école catholique de filles de Bukoba, au bord du lac Tanganyika, lorsque deux petites filles furent prises d'un fou rire qui en un rien de temps gagna toute la classe, y compris les professeurs, se propageant rapidement dans toute l'école, gagnant les parents, le village au complet et même un certain nombre de communautés environnantes ; l'épidémie dura deux semaines. Il s'agissait d'un rire profond, sans réserve et apparemment irrépressible.

Vous est-il déjà arrivé, en dépit de vos efforts pour vous arrêter, de rire de plus belle ? C'est ce qui s'est produit à Bukoba. Les gens de cette région d'Afrique riaient si intensément que leurs larmes coulaient à flots et que certains durent même être traités pour épuisement. Au total, plus d'un millier de personnes furent « victimes » de cette épidémie, la plus longue jamais inscrite aux annales de l'histoire[6].

Aussi efficace que l'exercice ?

Un chercheur a conclu que l'effet du rire sur le corps est similaire à celui d'un bon exercice d'aérobie. En effet, pendant plus de trente ans, le Dr William Fry, fils, a effectué des recherches sur les propriétés thérapeutiques possibles du rire et de l'humour. Selon lui, le rire ventile les poumons et laisse les muscles, les nerfs et le cœur chauds et détendus ; ce sont là les mêmes bienfaits que procurent les exercices d'aérobie[7]. Alors que Cousins avait assimilé le rire à un « jogging intérieur[8] », d'autres en ont comparé l'effet à celui d'un bon massage.

Comme pour l'exercice d'aérobie, le rire stimule temporairement le rythme cardiaque, la tension artérielle, le rythme respiratoire et la circulation sanguine, en plus d'améliorer l'oxygénation.

Un bon gros rire permet aussi d'exercer la partie supérieure du torse, les poumons et le cœur, les épaules, les bras, l'abdomen, le diaphragme et les jambes. Rire de 100 à 200 fois par jour équivaut à 10 minutes de course à pied ou d'aviron. Certains chercheurs soutiennent que 20 secondes de gros rire équivalent à trois minutes sur une machine à ramer [9]. Bravo pour le rire !

Utile pour le cerveau

L'humour est aussi utile au cerveau, car il permet au sujet d'utiliser simultanément ses deux hémisphères cérébraux. En effet, si celui qui raconte une blague active la partie gauche de son cerveau, celui qui la saisit et qui en rit active la partie droite du sien.

Selon certains résultats de recherche, les gens règlent leurs problèmes avec plus de créativité une fois qu'ils y ont décelé une note d'humour. D'autres études encore suggèrent que le rire rend les pensées plus flexibles et plus créatrices.

COMMENCEZ PAR SOURIRE

Le rire est contagieux et, dans la plupart des cas, il est spontané. Peu de gens peuvent se laisser aller à un bon gros rire. Alors comment apprend-t-on à rire ? En choisissant de sourire.

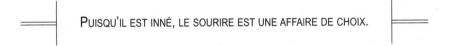
PUISQU'IL EST INNÉ, LE SOURIRE EST UNE AFFAIRE DE CHOIX.

Un adulte rit en moyenne 25 fois par jour et un enfant 400 fois, selon l'experte en humour, Patty Wooten. Le sourire, l'une des premières expressions faciales du nourrisson peut se produire dès l'âge de six semaines. Même les bébés nés aveugles ou malentendants sourient intuitivement lorsqu'ils éprouvent quelque plaisir [10]. Puisqu'il est inné, le sourire est une affaire de choix.

Ainsi donc, choisissez de sourire.

- Souriez autour de vous. Langage universel, le sourire exprime l'amitié, peu importe la race, la culture, la langue ou la nationalité des personnes concernées.
- Souriez face aux choses qui vous semblent absurdes, imparfaites ou anormales.
- Souriez face du soleil et devant la beauté de la création. Souriez aussi à l'occasion qui vous est donnée de courir sous la pluie ou parmi les arroseurs automatiques.
- Souriez à la vue des enfants qui s'amusent dans le parc.
- Souriez au souvenir d'un moment heureux ou d'un séjour dans un endroit paisible et agréable.

Le rire suit de près le sourire. Bien que le second ne soit pas aussi thérapeutique que le premier, il est tout de même physiquement bénéfique. En outre, les expressions faciales sont liées sur le plan neurologique aux états émotionnels. Non seulement le rire et le sourire *reflètent*-ils un état émotionnel, mais ils le déclenchent. Afficher un sourire peut susciter une réponse du cœur [11].

Dans une étude que j'ai trouvée particulièrement intéressante, les chercheurs demandaient aux participants de contorsionner leur visage afin d'exprimer de la colère. Mais au lieu de leur dire : « Ayez l'air en colère », ils les invitaient à froncer les sourcils, expression faciale qui accompagne souvent la colère. Après s'être exécutés, presque tous les participants avouèrent s'être sentis effectivement « en colère ».

Les chercheurs mesurèrent ensuite le rythme cardiaque, l'activité musculaire et la température des doigts des participants qui s'étaient prêtés volontiers aux exercices de contorsion faciale « émotionnelle »; les résultats démontrèrent que les expressions faciales peuvent déclencher des changements physiologiques précis dans le corps [12].

Conclusion ? Même si vous n'avez pas envie de sourire, souriez quand même ! Plus vous *choisirez* de sourire, plus vous en aurez envie et, en définitive, mieux vous vous sentirez, tant émotionnellement que physiquement.

Deux types de sourire

Certains chercheurs ont identifié deux types de sourire. Le premier, fourbe, est le sourire « forcé » que l'on affiche au moment où l'on se fait photographier. Le second, authentique, porte aussi le nom de « sourire Duchenne », en l'honneur de Guillaume Duchenne, premier auteur de textes sur ce type de sourire qu'il décrivit d'ailleurs comme celui qui « incite » le coin des yeux à se plisser et les coins de la bouche à se retrousser. Les muscles responsables, le *muscle orbiculaire des paupières* et le *muscle zygomatique*, répondent plus difficilement à la volonté que les muscles sollicités par un sourire « forcé [13] ».

Dacher Keltner et LeeAnne Harker, deux chercheurs intéressés au sourire, étudièrent les photos des finissants du Mills College de 1960. Des 141 personnes photographiées, 138 étaient des filles souriantes dont la moitié affichaient un sourire Duchenne.

Les chercheurs communiquèrent avec ces 138 femmes à trois reprises (soit à 27, à 43 et à 52 ans) pour connaître leur niveau de bonheur et de satisfaction en couple. Les femmes au sourire Duchenne étaient de nature à s'être mariées et à l'être restées, et à goûter un bien-être supérieur à celle qui, en photo, avaient affiché un « faux » sourire ou un visage impassible [14].

Récemment, j'ai lu un court essai de poésie écrit par Leslie Gibson, infirmière à l'hôpital Morton Plant. Son message me plaît.

UN SOURIRE

Un sourire ne coûte rien, mais apporte beaucoup et enrichit son auteur.

Il n'exige qu'un instant mais peut rester gravé éternellement dans la mémoire.

Personne n'est trop riche ni trop puissant pour pouvoir s'en passer, ni trop pauvre pour qu'il ne puisse l'enrichir.

Un sourire assure la joie au foyer, incite à la bonne foi en affaires, et agit comme pierre angulaire de toute amitié. Il peut remonter celui qui se fait du souci, donner du courage à celui qui en manque et ensoleiller l'univers de celui qui est triste, en plus d'être le meilleur antidote naturel à tout contretemps.

On ne peut l'acheter, le mendier, l'emprunter ni le voler, puisqu'il n'a de valeur que s'il a été donné.

Quand les gens sont trop fatigués pour vous adresser un sourire, souriez-leur. Personne n'a davantage besoin d'un sourire que celui qui n'en a pas à offrir[15].

À LA POURSUITE DE LA JOIE

Le bonheur et la joie sont deux choses distinctes. Le bonheur est une sensation de plaisir, de contentement ou de bien-être due au milieu ou à un événement dans la vie d'une personne. Provisoire, le bonheur dépend de facteurs externes dont, entre autres, les paroles et les actes des autres.

La joie, au contraire, est un sentiment permanent. Elle résulte du contentement qui habite au plus profond d'une personne. La joie ne dépend pas de facteurs externes, mais d'un sens profond de valeur, de raison d'être, de réalisation ou de satisfaction.

Le plaisir à l'origine du bonheur dépend généralement de l'un des cinq sens : manger un délicieux dessert au chocolat, écouter de la bonne musique ou se glisser sous une couverture douce et chaude. Le bonheur quant à lui résulte de perceptions de plaisir engendrés, par exemple, par un match de soccer enlevant, un massage relaxant, un compliment ou un cadeau, l'article parfait trouvé à rabais, une visite d'un parc d'attractions, et ainsi de suite.

Mais les plaisirs à l'origine du bonheur peuvent mener à une certaine accoutumance; on doit donc être prudent. Si consommer de l'alcool peut procurer un certain plaisir, une consommation excessive peut mener à l'alcoolisme. Il en est de même pour la drogue: si prendre de la drogue, voire certains médicaments sur ordonnance, procure du plaisir, cela peut pousser une personne à en prendre davantage même jusqu'à la « surdose ». Le sexe, le jeu de hasard, la nourriture, enfin, presque tout ce qui est source de plaisir peut se transformer en accoutumance.

Si votre but est de trouver le bonheur par le plaisir issu des cinq sens, jamais vous ne serez pleinement satisfait: vous serez toujours en quête de quelque chose de plus.

Le piège du bonheur

Le bonheur comporte un piège dans lequel tombe parfois la personne qui choisit la voie de la facilité. Prenons, à titre d'exemple, une personne désireuse de devenir enseignante. Et cela exige quoi? Une formation académique pointue et des heures d'études et d'enseignement longues et parfois laborieuses. À la lumière de ces faits, cette personne pourrait décider de se contenter du bonheur espéré que procure un chemin de carrière plus facile. En définitive, cependant, quiconque troque un but à long terme contre la facilité à court terme, ou le bonheur, risque de se retrouver dans un métier qu'il déteste. Persévérez donc et poursuivez votre route sur le chemin le plus difficile et le plus long, mais qui correspond véritablement à vos talents et à vos désirs, et vous trouverez le bonheur tant désiré.

Le mariage constitue un autre exemple de piège. Il arrive que les gens choisissent l'affaire la plus rapide, croyant trouver le bonheur dans tout plaisir d'une portée facile. Le mariage exige effectivement un travail soutenu, mais au bout du compte, les personnes mariées sont plus heureuses et satisfaites que celles qui ne le sont pas [16]. Tenez ferme la relation susceptible de vous valoir une joie durable.

Certaines personnes peuvent poursuivre une carrière avec l'idée que l'argent ou le prestige qu'elle en tireront leur apportera la joie. C'est là une motivation imprudente car il n'en est rien. En effet, si le revenu moyen des Nord-Américains, par exemple, s'est accru substantiellement au cours des 30 dernières années, le nombre de gens qui s'estiment heureux n'a cessé de chuter, passant de 36 à 29 p. 100 au cours de cette période [17].

Une nouvelle maison ou voiture neuve, un nouveau bijou ou des vêtements neufs peuvent procurer un sentiment de bonheur temporaire, mais pas une joie durable. M'étant trouvé à plusieurs reprises au chevet de personnes mourantes, je n'ai jamais entendu qui que ce soit exprimer le regret de ne pas avoir travaillé davantage ou gagné plus d'argent. Bien souvent, les yeux baignés de larmes, ces personnes regrettaient de ne pas avoir accordé plus de temps à leur famille.

Aux États-Unis, les avocats sont les professionnels les mieux payés. Toutefois, un sondage récent révélait qu'un nombre incroyable d'avocats actifs, soit 52 p. 100 d'entre eux, s'estiment «insatisfaits [18]». Ces professionnels risquent aussi beaucoup plus que les autres de souffrir de dépression : en effet, on note chez eux un taux de dépression 3,6 fois plus élevé que dans le reste de la population active. Par ailleurs, ils sont aussi plus enclins à une consommation excessive d'alcool et de drogues que tout autre professionnel [19]. Les avocats sont non seulement malheureux mais aussi en mauvaise santé.

Recherchez ce qui, selon vous, vous procurera, à coup sûr, une *joie* durable.

LA JOIE, UNE QUESTION DE CHOIX

La joie n'est pas le produit de situations mais plutôt de votre volonté et de vos émotions profondes. Il n'appartient qu'à vous de choisir d'être joyeux ou malheureux.

Vous ne souriez ni ne riez souvent? Vous n'êtes pas une personne joyeuse? Il convient peut-être de vous demander pourquoi.

Pour certaines personnes, le responsable, c'est le milieu familial de leur enfance. Il n'est que trop facile de perdre sa joie dans un environnement caractérisé par des règles trop sévères, des parents peu affectueux, où jamais personne n'entend quelqu'un lui dire « Je t'aime ».

D'autres gens perdent leur joie parce qu'ils se laissent dépasser par un trop-plein d'obligations et de responsabilités, par des échéanciers trop serrés et par une charge de travail trop lourde. L'épuisement et la déception peuvent tous deux anéantir la joie.

D'autres personnes encore perdent leur joie parce qu'elles cessent de se fixer des objectifs et de concevoir des plans. Cela me rappelle l'histoire récente de deux hommes nonagénaires qui planifiaient de traverser ensemble le pays d'un bout à l'autre, en empruntant l'autobus, le bateau et le train. L'un d'eux me dit : « Même si ce voyage ne se matérialise jamais, le simple fait de l'imaginer et de la planifier nous procure beaucoup de plaisir. Chaque jour, nous nous retrouvons devant nos cartes routières et une pile de brochures. Nous nous imaginons en train de visiter divers endroits et d'y faire toutes sortes d'activités, y compris certaines dont je ne te parlerai pas, mon petit. » Sur ce, il me fit un clin d'œil. Je n'ai pas la moindre idée ni de l'itinéraire imaginé par ces deux hommes ni des activités qu'ils ont planifiées, mais je sais ceci : ils s'amusent à la folie du simple fait de rêver à leur voyage. Chaque jour est pour eux un jour de joie !

Finalement, il y a des individus qui permettent aux difficultés relationnelles de leur dérober leur joie. Tout comme la fièvre est symptomatique d'une infection physique, l'absence de rire, d'humour ou de sourire l'est d'une relation qui souffre un sérieux problème. Si le rire est désormais absent de votre vie de couple, il y a fort à parier que cette dernière est dans un état bien précaire. Trouvez ensemble des choses susceptibles de vous faire rire.

Apprendre à moins prendre les choses au sérieux

Vous a-t-on déjà dit « Cessez d'être aussi sérieux » ? Tenir compte de ce conseil pourrait s'avérer bénéfique pour votre santé physique, mentale et émotionnelle. Apprendre à rire de ses propres faiblesses et erreurs, c'est bénéfique pour quiconque.

Sigmund Freud classa les parties de l'intelligence émotionnelle en trois catégories : le parent, l'adulte et l'enfant. Il observa qu'alors que la partie « enfant » de l'esprit est totalement inconsciente et que la partie « parent » est au contraire tout à fait consciente, la partie « adulte » est à la fois consciente et inconsciente. Freud conclut que trop nombreux sont les gens qui ont rejeté la partie « enfant » de leur intelligence émotionnelle, ce qui est bien regrettable, car laisser aux parties « adulte » et « parent » la mainmise sur les émotions risque de mener à une vie exempte de joie, d'amusement et d'enthousiasme.

Saviez-vous que le mot *stupide* provient du mot grec *selig* qui signifie *béni* ? Tout à fait. Quiconque agit en sot est enjoué et manifeste un cœur d'enfant jouit d'un grand bienfait.

Développez un sentiment d'amusement
Considérez ce que vous faites comme un jeu et non comme du travail. Les adultes peuvent devenir soucieux à force de questions d'argent, de factures, de tâches, de défis et de responsabilités.

Les enfants, par contre, perçoivent la vie comme une suite d'occasions agréables d'apprendre ou d'activités amusantes. Ils peuvent jouer à «faire les courses» en maniant de l'argent factice, à «faire la cuisine» ou encore jouer «au charpentier»; ils peuvent apprendre à maîtriser le saut à la corde ou le jeu des osselets, ou encore déployer beaucoup d'efforts pour remplir les bols d'eau et de nourriture du chien de la famille. Et ils font tout cela, détendus, en souriant et même en riant. Les enfants peuvent passer des heures à faire le tour d'un parc sans jamais y voir un travail d'exercice.

Je vous encourage vivement à prendre régulièrement le temps de jouer à des jeux avec un enfant. Apprenez à voir le monde comme lui le voit, soit comme un merveilleux endroit à explorer, rempli de choses et de gens intéressants, en fait, comme un défi sans fin.

Certains de mes patients atteints de cancer m'ont admis ne pas avoir ri depuis des *années.* Quel est le premier conseil que je leur prodigue? Celui de trouver un enfant ou un animal de compagnie avec lequel ils peuvent s'amuser et de réapprendre à voir l'humour qu'offre la vie. Voyez les bouffonneries de l'enfant comme des choses drôles, laissez les choses qui l'amusent vous amuser et souriez aux choses qui le font sourire.

Régalez-vous des histoires drôles

Dans un chapitre précédent, j'ai mentionné Victor Frankl, psychiatre et survivant du camp de concentration d'Auschwitz. Eh bien, cet homme écrivit que l'humour fut essentiel à sa survie. Alors qu'il était prisonnier de ce camp nazi, il encourageait les autres prisonniers à raconter chaque jour au moins une histoire loufoque sur ce qu'ils comptaient faire une fois libres. Le Dr Frankl écrivit: «Je ne m'en serais jamais sorti si je n'avais pas pu rire. Cela me permettait d'oublier pour un instant l'horreur de ma situation, suffisamment pour la rendre vivable.»

Après sa libération d'Auschwitz, le Dr Frankl fonda une école de pensée psychothérapeutique, la *logothérapie*, dont une des composantes essentielles est l'humour. Comme thérapeute, il encourageait ses patients à percevoir leurs problèmes comme une occasion de s'amuser, au lieu de choisir de combattre ou de fuir.

Découvrez les bénéfices des objectifs de vie
George Vaillant, professeur à Harvard, étudia le processus de vieillissement de deux groupes d'hommes sur une période donnée. Le premier groupe était composé de diplômés d'Harvard de 1939 à 1943 et le second comptait un grand nombre de participants de quartiers pauvres de Boston. Tous adolescents au début de l'étude, ils sont aujourd'hui octogénaires. Vaillant conclut que les indices d'un vieillissement harmonieux sont le revenu, la santé physique et la *joie de vivre*. Il découvrit aussi que les « stratégies de défense matures » sont ce qui permet aux gens de se mériter un bon revenu, de goûter la joie de vivre et de jouir d'une bonne santé. Ces stratégies de défense comportent la capacité de remettre à plus tard la gratification, la pensée axée sur l'avenir, l'altruisme et l'humour [20].

Je vous recommande de tout cœur de dresser une liste de choses que vous aimez faire et de vous y adonner fréquemment ! En voici quelques exemples : lire un roman intéressant, se laisser absorber par une conversation stimulante, passer du temps avec un vieil ami ou s'amuser à son passe-temps préféré. Prenez chaque jour le temps de faire quelque chose qui vous plaît vraiment.

Habituellement, ces activités ou ces causes sont celles qui vous passionnent. Il peut s'agir de jouer du piano, de faire du jardinage, de travailler comme bénévole dans un centre hospitalier ou de soins de jour, ou encore de bâtir des logements pour les sans-abri. Peut-être avez-vous une autre passion telle que de courtes missions, confectionner des couvertures pour des nouveaux-nés ou ramener au bercail des animaux favoris égarés. Peu importe votre passion, trouvez des façons de vous y adonner fréquemment.

Ayez un but et poursuivez-le

La gratification résulte de la poursuite de quelque chose qui a pour vous valeur et sens. Qu'est-ce qui vous motive à sortir du lit chaque matin ? Qu'est-ce qui soutient votre intérêt dans la vie ? À quoi attribuez-vous votre sentiment d'accomplissement, l'impression d'avoir contribué à la vie d'autrui ? Déterminez des façons de mettre en pratique vos dons et vos talents naturels et faites-en profiter les autres.

> DÉTERMINEZ DES FAÇONS DE METTRE EN PRATIQUE VOS DONS ET VOS TALENTS NATURELS ET FAITES-EN PROFITER LES AUTRES.

Oubliez la critique, le sarcasme et les mauvaises blagues

Vos parents vous ont sans doute enseigné que si vous êtes seul à rire, c'est qu'il est fort probable que les autres ont perçu que vous vous riez *d'eux* et non *avec* eux. Un tel rire n'est pas bienfaisant mais blessant.

Comme il existe différents types de rire, il en est de même de l'humour. Tout humour n'engendre pas un rire bénéfique pour la santé. Celui qui, pour gagner des gallons, se prête à l'humour lié aux différences culturelles, religieuses, sexuelles, raciales ou politiques, fait fausse route. Cet humour est presque toujours blessant.

L'humoriste cruel gagne sa vie en ayant recours au sarcasme, au ridicule et à la dégradation d'autrui. Ce genre de personne cherche à offenser, et il est facile d'observer à quel point ses paroles peuvent atteindre les gens qui se sentent vaincus, blessés dans leur orgueil, atterrés ou tout simplement mortifiés. L'humour cruel, tranchant, condescendant ou blessant ne donne pas lieu à des émotions saines ni à des effets physiques positifs.

L'humour positif, au contraire, unit les cœurs. Et le résultat ? Un rire qui gagne tout le monde sans exception, et qui s'accompagne d'un vent d'optimisme et d'une attitude joyeuse.

Vous êtes mariés ? Restez-le !

Selon une enquête du National Opinion Research Center (un centre de recherche sur l'opinion) menée sur 35 000 Américains et échelonnée sur 35 ans, 40 p. 100 des gens mariés auraient avoué être « très heureux ». Par contre, seulement 24 p. 100 des personnes célibataires, divorcées, séparées ou veuves auraient affirmé être « heureuses » ou « très heureuses [21] ».

On associe le mariage au bonheur, plus qu'au travail ou qu'à l'argent. C'est d'ailleurs l'un des indices les plus puissants du bonheur. Les personnes mariées sont celles qui souffrent le moins de dépression, suivies de celles qui n'ont jamais été mariées, puis des personnes ayant vécu un seul divorce, ensuite des conjoints de fait, et finalement des personnes ayant subi deux divorces ou davantage [22].

Pourquoi ces données ? Parce que parallèlement à la hausse du taux de divorce et au déclin de la popularité du mariage au niveau national, le nombre de cas de dépression a augmenté. Il serait certainement insensé d'avancer que tout mariage mène automatiquement au bonheur car ce n'est pas le cas. Cependant, les gens qui jouissent d'un mariage heureux n'hésitent habituellement pas à affirmer que c'est la meilleure chose qui soit.

ET MAINTENANT...

Laissez-moi vous poser encore quelques questions : Dans quelle mesure pouvez-vous faire d'aujourd'hui une journée agréable, pour vous et pour ceux que vous aimez ? Pour de parfaits étrangers ? Je crois sincèrement que plus vous communiquerez de la joie, plus vous prodiguerez de sourires et de paroles d'encouragement, plus vous en tirerez une grande joie intérieure. Je vous mets au défi d'essayer !

Chapitre 15

LA PAIX PEUT AFFLUER, TELLE UN FLEUVE DE SANTÉ

S'étant précipité dans mon bureau, Jack s'assit si rapidement et si lourdement que je croyais que la chaise ne tiendrait pas le coup. Puis il me dit : « Est-ce que ce sera long ? » « Si c'est une question de temps, lui répondis-je, et bien, c'est probablement *là* le problème. »

Il ne sembla pas avoir compris. « Mais quelle journée j'ai connu ; vous ne pouvez pas vous imaginer. » Sans y avoir été invité, Jack se mit à me raconter tout ce qu'il avait fait ce jour-là, soit environ une cinquantaine de choses, comme faire le tour du parc de stationnement trois fois avant de parvenir à garer sa voiture, « se payer » tous les feux rouges entre la maison et son lieu de travail, et conclure une vente majeure ayant nécessité quatre appels téléphoniques sur trois continents... et l'horloge n'indiquait que 15 heures ! Jack me raconta aussi tout ce qu'il devait encore accomplir avant d'aller se coucher, soit encore une quarantaine de tâches, à ce qu'il me parut. Le simple fait de l'écouter m'avait épuisé.

Jack présentait vraiment une personnalité de type A ; il souffrait sans l'ombre d'un doute de la « maladie de la précipitation » et était assurément prisonnier d'une réponse au stress « grande vitesse » de façon permanente. J'ai rarement rencontré une personne aussi nerveuse et tendue.

Notre besoin de nous détendre

De façon générale, en tant que nation, nous avons un grand besoin de nous détendre davantage. Bien peu de gens malades s'accordent le temps et l'espace essentiels à une guérison complète.

Il y a des décennies, avant la découverte de traitements efficaces visant un certain nombre de maladies, on envoyait les personnes atteintes de tuberculose ou d'autres maladies graves dans des sanatoriums, genre de centre médical où les malades s'appliquaient en particulier à recouvrer leurs forces et leur santé. Aujourd'hui, on serait tenté de comparer le sanatorium à un centre médical haut de gamme ou même à une station thermale médicale, même si le sanatorium ne comportait aucune des installations récréatives que l'on trouve normalement dans de tels centres. Pour le personnel médical des sanatoriums, les gens devaient se détendre avant d'espérer renforcer leur système immunitaire, et un système immunitaire fort était essentiel pour permettre au corps de se ressourcer et de se régénérer. Du point de vue des médecins, c'était là le seul moyen pour les malades de vaincre bon nombre de maladies.

De nos jours, parce que les coûts de soins de santé sont à la hausse et que les programmes d'assurance santé encouragent des périodes d'hospitalisation toujours plus courtes, bien des patients reçoivent leur congé de l'hôpital plus rapidement, et aussi plus malades, que jamais auparavant. Bien souvent, ils reprennent leur train d'enfer avant que leur corps n'ait eu le temps de se rétablir complètement des suites d'une intervention chirurgicale, d'une grossesse ou d'infections graves.

En contraste, je connais une dame qui, pour profiter de la politique de retour au travail laxiste de son employeur, décida de subir une chirurgie dont elle n'avait peut-être pas besoin dans l'unique but de jouir de deux mois de congé. Elle me dit : « J'ai bien hâte de pouvoir profiter de ce temps libre de deux mois pour me détendre et faire avec ma fille des choses que je remets depuis des années. »

La tension est un facteur important dans nos vies, facteur qui non seulement détermine le temps qu'il nous faudra pour nous rétablir d'une maladie, mais aussi le moment où nous tomberons malades.

Sympathique ou parasympathique ?

Chaque muscle et chaque organe du corps comprend un état sympathique ou de stress, de même qu'un état parasympathique ou de relaxation. En état de stress, les fibres musculaires se contractent ou se crispent et les vaisseaux sanguins se resserrent, causant ainsi une augmentation de la pression sanguine.

Au contraire, en mode « détente », les fibres musculaires s'étirent, permettant de ce fait aux petits vaisseaux sanguins des muscles de s'ouvrir et de mieux alimenter les cellules musculaires en sang et en oxygène, élément qui leur est essentiel, de fournir de l'énergie aux muscles et d'aider à éliminer les toxines. De plus, en mode « détente », le flot de liquide lymphatique s'accroît, ce qui, finalement, accélère l'élimination des déchets cellulaires et favorise la guérison des tissus mous.

Bon nombre de victimes de stress chronique présentent un tel resserrement des vaisseaux sanguins qu'ils ont les mains et les pieds froids. D'autres peuvent souffrir de dystrophie sympathique réflexe, maladie débilitante caractérisée par une douleur et une inflammation aiguës, de même que par une peau tendue et reluisante. Ce dernier problème a pour cause un écoulement excessif du système sympathique, processus qui provoque un resserrement des vaisseaux sanguins, ainsi qu'une réduction de l'alimentation en sang et en oxygène aux extrémités du corps. La dystrophie sympathique réflexe se manifeste généralement à la suite d'une intervention chirurgicale, mais il peut aussi s'agir d'une réaction chronique au stress.

Les systèmes nerveux sympathique et parasympathique font tous deux partie du système nerveux autonome. Le parasympathique est actif lorsqu'une personne est détendue et libre de toute menace. Puisqu'il retient l'énergie, cela permet au corps de prendre des forces et de se ressourcer et de se régénérer, en entier : le système immunitaire, le système cardiovasculaire, les voies digestives, les muscles et les os, le système nerveux, et presque tous les autres systèmes du corps.

Voici, en résumé, ce que chaque système stimule :

Stimulation parasympathique	*Stimulation sympathique*
Réduction du rythme cardiaque	Accélération du rythme cardiaque
Réduction de la force de contraction du cœur	Augmentation de la force de contraction du cœur
Réduction de la pression artérielle	Hausse de la pression artérielle
Bronchoconstriction	Bronchodilatation
Fonctions digestives accrues	Fonctions digestives réduites
Sécrétions accrues du tube digestif	Sécrétions réduites du tube digestif
Vasodilatation (dilatation ou relaxation des vaisseaux sanguins)	Vasoconstriction (constriction des vaisseaux sanguins)
N'affecte pas les glandes sudoripares	Accroît la transpiration
Contraction de la pupille	Dilatation de la pupille

L'*Institute of HeartMath* est un organisme qui étudie les effets des émotions positives sur la physiologie, la qualité de vie et le rendement. Il aide les gens à réduire leur stress et à redonner une nouvelle jeunesse à leur santé, en plus d'offrir des stratégies de prévention et d'intervention conçues pour améliorer la santé mentale, le processus de prise de décision et les capacités d'apprentissage, de même que pour réduire la violence qui sévit dans les collectivités, les familles et les écoles.

Les chercheurs de cet institut ont démonté que les émotions négatives contribuent à un désordre croissant du système nerveux autonome, ce qui, en retour, mène à des rythmes cardiaques plus erratiques et moins «cohérents». Par contre, les émotions positives comme l'appréciation, l'amour, le souci des autres et l'harmonie, contribuent à des rythmes cardiaques plus harmonieux[1]. Pour plus d'informations, visitez le site Internet de l'institut : www.heartmath.com.

Le rythme cardiaque est en réalité un équilibre entre les systèmes nerveux sympathique et parasympathique. Par conséquent, un rythme irrégulier reflète un déséquilibre entre ces deux systèmes. Ainsi donc, la relaxation a pour objectif de rétablir cet équilibre, habituellement en réduisant les éléments qui stimulent le système nerveux sympathique (d'où l'accélération du rythme cardiaque) et en accroissant le rendement du système nerveux parasympathique (d'où un ralentissement du rythme cardiaque).

Pour de nombreuses personnes, la relaxation est synonyme de *détente*, alors qu'il serait peut-être plus exact de parler d'*équilibre*.

Je vous encourage vivement à débarrasser votre «table de travail» des choses que vous n'avez pas besoin de faire. Je pose parfois à mes patients la question suivante : «Si vous n'aviez que six mois à vivre, que choisiriez-vous de faire et de ne pas faire?» La plupart me répondent sans tarder par une énumération de choses qu'ils *se doivent* de faire, de choses qu'ils aimeraient faire, et finalement des quelques petites choses qu'ils ne feraient plus. Je les encourage à s'arrêter vraiment à ces dernières et à les laisser tomber *immédiatement*. Puis, je leur conseille d'appliquer le temps et l'énergie ainsi récupérés aux choses qu'ils *aimeraient* faire.

Ainsi donc, que feriez-vous si on vous annonçait du jour au lendemain que vous n'avez que six mois à vivre ?

> AINSI DONC, QUE FERIEZ-VOUS SI ON VOUS ANNONÇAIT DU JOUR AU LENDEMAIN QUE VOUS N'AVEZ QUE SIX MOIS À VIVRE ?

Chacun de nous a un équilibre travail-repos (y compris le jeu et les loisirs) qui lui convient. Il nous incombe donc de pondérer nos engagements de façon à atteindre cet équilibre.

LA RELAXATION, UNE CERTAINE FORME DE TRAITEMENT

La relaxation comme forme de traitement remonte à des milliers d'années. Déjà au IVe siècle avant J.-C., Hippocrate proposait des massages pour aider les gens à se détendre. La littérature médicale chinoise, vieille de plus de 4000 ans, fait aussi état du massage comme pratique médicale.

C'est au cours des années 1930 qu'Edmund Jacobson introduisit une technique aujourd'hui appelée «relaxation progressive» conçue pour traiter les troubles nerveux, la fatigue et la faiblesse généralisée[2]. Ce fut l'une des premières techniques de relaxation de la médecine occidentale.

Il y a plus de 25 ans, un cardiologue de l'Université Harvard, le Dr Herbert Benson, décrivit une réaction physiologique qu'il baptisa «réponse de relaxation», réponse que l'on considérait être à l'antipode de la réaction «combattre ou fuir». Les techniques proposées par le Dr Benson comportaient des exercices de respiration, la relaxation musculaire progressive, la visualisation et l'imagerie, la méditation, le massage, l'exercice d'aérobie, la musicothérapie, l'aromathérapie, la thérapie par l'humour, les exercices d'étirement, la prière et un certain nombre d'autres techniques destinés à stimuler le système nerveux parasympathique[3].

En 1960, John Lilly découvrit qu'il pouvait provoquer une réponse de relaxation en laissant le sujet se reposer dans un «bain flottant». Il suffisait à ce dernier de rester étendu dans le noir pendant environ une heure, flottant paisiblement dans un caisson d'eau chaude saturée de sel d'Epsom, d'une profondeur de quelque 25 centimètres et d'une densité telle que son corps se trouvait en état d'apesanteur. L'eau chaude contribuait à libérer le cœur, le système nerveux, le cerveau et les muscles de 90 p. 100 de leur charge de travail, ce qui, en retour, stimulait le système nerveux parasympathique. Lilly découvrit que sa technique permettait, entre autres, une normalisation du rythme cardiaque et de la pression sanguine, un relâchement musculaire, un soulagement des maux de dos et autres douleurs musculaires, une efficacité accrue du système cardiovasculaire, un renforcement du système immunitaire, et une récupération accélérée chez les victimes de blessures ou d'exercice excessif[4].

La bonne nouvelle? Nul besoin d'un thérapeute ou d'un bain flottant pour apprendre à se détendre. Il suffit d'avoir recours à des méthodes simples et pratiques, conçues pour stimuler une réponse de relaxation. Vous n'avez besoin de rien de plus qu'un environnement paisible, une attitude positive et des vêtements confortables. D'ailleurs, plusieurs techniques sont efficaces et conviennent à tous.

La respiration profonde

Si les personnes nerveuses ou victimes d'accident respirent rapidement et superficiellement, les gens agités ou soumis à un stress important ont carrément tendance à retenir leur souffle. J'en ai fait l'expérience récemment chez mon dentiste. Au moment où celui-ci s'apprêtait à anesthésier ma gencive, j'ai soudain pris conscience du fait que je retenais mon souffle et que j'étais très tendu.

La personne qui tantôt retient son souffle, tantôt respire rapidement et superficiellement peut faire de l'hyperventilation, une forme de respiration rapide et superficielle impossible à contrôler.

Nous devrions être toujours conscients de notre façon de respirer. Il existe deux formes de respiration : la respiration thoracique et la respiration abdominale, cette dernière étant préférable.

En effet, en plus d'avoir un effet calmant sur le cerveau et le système nerveux, de soulager la douleur et d'éliminer le stress, la respiration abdominale améliore l'oxygénation du sang, et donc des muscles, les aidant à se détendre.

Pour apprendre la technique de respiration abdominale, je vous conseille de vous étendre confortablement sur le dos, les genoux fléchis. (Dès lors que vous aurez appris cette façon de respirer, vous pourrez l'appliquer en position debout, assise, couchée ou en plein mouvement.) Ensuite, placez votre main gauche sur votre abdomen et votre main droite sur votre poitrine. Observez le mouvement de vos mains en réponse à votre respiration.

Maintenant, respirez par le thorax et observez la différence. Dans ce cas, ce sont les épaules qui ont tendance à monter et à descendre avec chaque respiration, et non la cavité abdominale.

Pour atteindre le rythme de la respiration abdominale, commencez par apprendre à remplir d'air la partie inférieure de vos poumons. Respirez en vous efforçant d'opposer de la résistance à votre main gauche, ce qui causera l'expansion de votre estomac et de votre abdomen. Pendant ce temps, votre main droite posée sur votre poitrine doit demeurer immobile. Au cours du processus d'apprentissage de ce type de respiration, certaines personnes aiment poser un annuaire téléphonique sur leur abdomen. Lors de l'inspiration, l'annuaire devrait se soulever.

Inspirez jusqu'à ce que vous sentiez l'expansion de votre estomac et de votre abdomen, mais aussi de votre poitrine et de votre cage thoracique. Continuez à respirer ainsi pendant deux minutes, lentement et d'un rythme constant ; cette respiration doit vous faire penser au roulement des vagues de l'océan qui s'élèvent et s'abaissent en harmonie. Si vous n'y êtes pas habitué, relevez-vous lentement pour vous éviter des étourdissements.

Habituellement, quelques minutes de respiration abdominale, soit environ dix séquences d'inspiration et d'expiration lentes, profondes et régulières, suffisent pour vous laisser détendu et calme. J'enseigne à mes patients à inspirer par le nez et à expirer par la bouche.

C'est d'un ami, qui avait jadis un problème d'alcool, que j'ai appris une variante de cette technique de respiration à laquelle il attribue d'ailleurs sa guérison, choisissant, en définitive, la respiration de préférence à l'alcool.

De nouveau, l'exercice commence en s'allongeant sur le dos sur une surface confortable, les genoux fléchis. Appuyez le doigt sur la narine droite et respirez par la narine gauche. Commencez par respirer au niveau de l'abdomen et remontez progressivement jusqu'à la poitrine et les épaules, retenez votre respiration pendant cinq secondes, puis appuyez sur la narine gauche et expirez par la narine droite. L'air ayant été totalement exhalée, libérez votre narine de toute pression et répétez l'exercice en commençant par la narine opposée. Poursuivez cet exercice pendant deux à cinq minutes. Outre le fait que la respiration abdominale peut réduire le stress et la tension de façon importante, elle est aussi très efficace comme tactique de « temps d'arrêt » pour vous éviter de dire des choses sous le coup de la colère que vous pourriez regretter par la suite.

La relaxation musculaire progressive
Depuis des décennies, les thérapeutes utilisent la rétroaction biologique pour aider les gens à se détendre, à soulager leur douleur chronique, leurs migraines et leurs maux de tête de tension, et à réduire leur niveau de stress et de tension. Ces thérapeutes mesurent normalement la température de la peau, le rythme cardiaque, la pression artérielle, l'impulsion électrique musculaire, et ainsi de suite.

La relaxation musculaire progressive est une technique simple à la portée de toute le monde. Comme la plupart des gens sont habitués à vivre avec les muscles tendus au point de ne plus pouvoir les identifier, on amorce la technique par une forte contraction d'un groupe musculaire, suivie d'un relâchement. En d'autres mots, on serre le poing pendant cinq secondes puis on le relâche au maximum. On contracte ensuite les muscles des épaules, on les détend, et ainsi de suite, jusqu'à ce que les muscles soient bien détendus.

Commencez à mettre en pratique cette technique doucement, confortablement assis ou allongé, fermez les yeux, puis resserrez et relâchez chaque groupe musculaire que vous parvenez à identifier, en commençant par vos pieds et en remontant jusqu'aux muscles faciaux. En même temps, concentrez-vous sur votre respiration et pratiquez la respiration abdominale, en procédant lentement.

Après avoir fait le tour de tous les groupes musculaires, jugez si quelque partie de votre corps semble encore tendue, et si c'est le cas, poursuivez l'exercice en vous concentrant sur cette partie précise. Ressentez-vous encore de la tension au niveau des mollets, des cuisses, des hanches, des fesses, de l'abdomen, du dos, des mains, des biceps, des épaules, du cou ou du visage ?

De façon générale, la relaxation se traduit par une sensation de mollesse et de lourdeur. Lorsque tout le corps est détendu, vous vous sentirez probablement comme une « masse molle ».

La séance de relaxation, des orteils au front, ne devrait durer que de 10 à 20 minutes. L'exercice terminé, assoyez-vous paisiblement pendant quelques instants, les yeux fermés d'abord, puis ouverts par la suite. Évitez de vous lever pendant quelques minutes et, avant de le faire, terminez l'exercice en levant les bras au-dessus de votre tête, les étirant au maximum. Dans un même temps, poussez vos pieds vers le bas et l'extérieur aussi loin que vous le pouvez. Étirez-vous en comptant lentement jusqu'à 10... et répétez au besoin.

Ne vous faites pas trop de souci si vous échouez la première fois. Les distractions pourraient vous atteindre, mais essayez de les ignorer et de vous concentrer sur votre respiration.

Si vous vivez passablement de stress, vous voudrez peut-être mettre en pratique cette technique une ou deux fois par jour. Toutefois, vous devez éviter de le faire moins de deux heures après un repas, puisque la digestion peut empêcher le corps de répondre au processus de relaxation.

Un certain nombre de cassettes audio sont disponibles pour aider les gens à relâcher les différents groupes musculaires. Il vous serait peut-être utile de vous en procurer.

Le yoga

Il existe une variété de cours de yoga, tous conçus pour accroître la flexibilité et la force corporelles. On y enseigne aussi une certaine forme de respiration contrôlée qui aide à réduire la tension musculaire. Je *ne* conseille *pas* la pratique du yoga adoptée par l'hindouisme et autres religions semblables, pratique qui comporte des formes variées de méditation et d'incantation. Selon moi, on ne doit s'arrêter qu'à une seule dimension du yoga : une technique d'étirement et de respiration.

La visualisation et l'imagerie

Nous pratiquons tous quotidiennement l'imagerie mentale et la visualisation, même si nous n'en sommes pas conscients. Rêver tout éveillé et imaginer sont des techniques de visualisation.

D'ailleurs, un des exercices de visualisation que je recommande est le suivant. Imaginez-vous, allongé dans un jacuzzi bien chaud, tandis que la vapeur s'échappe de l'eau agréablement chaude. Maintenant, imaginez-vous en train de vous immerger lentement, les vaisseaux sanguins de vos mains et de vos pieds se dilatant, réchauffés par votre sang. Imaginez-vous encore assis dans ce bain thérapeutique, entouré de couleurs et d'un beau feuillage, en train de savourer l'effet des bulles sur votre corps.

Un autre exercice de visualisation ? Vous vous imaginez allongé dans un pré sous les chauds rayons du soleil, une douce brise caressant votre peau, et entouré de centaines de petites fleurs odoriférantes et de nombreux oiseaux qui baignent vos oreilles de leurs plus beaux chants. Vous êtes là allongé non loin d'un ruisseau, les yeux fixés sur des nuages blancs qui glissent sur un merveilleux tapis bleu, et vos narines qui se remplissent d'une odeur de chèvrefeuille.

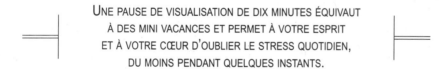

UNE PAUSE DE VISUALISATION DE DIX MINUTES ÉQUIVAUT À DES MINI VACANCES ET PERMET À VOTRE ESPRIT ET À VOTRE CŒUR D'OUBLIER LE STRESS QUOTIDIEN, DU MOINS PENDANT QUELQUES INSTANTS.

Ou imaginez-vous en train de vous promener sur une plage de sable chaud, les pieds balayés par de douces vagues, ou encore assis sur la véranda arrière d'une cabane en bois rond, admirant le reflet de la lune sur le lac si paisible où croassent les grenouilles taureaux et où chantent les grillons. Qu'importe la technique de visualisation que vous choisissez, vous devez vous concentrer sur votre respiration. Ainsi, étendu dans votre pré imaginaire, vous pouvez y aller d'un exercice de relaxation musculaire progressive. Une pause de visualisation de dix minutes équivaut à des mini vacances et permet à votre esprit et à votre cœur d'oublier le stress quotidien, du moins pendant quelques instants.

La méditation

On compte deux principaux types de méditation. Tout d'abord, il y a la méditation guidée, où une autre personne vous invite à vous représenter différentes images associées à une journée de détente quelconque, peut-être une randonnée en forêt ou la traversée d'une petite passerelle. C'est là une des techniques de relaxation préférées de mes patients.

L'autre type de méditation a pour objectif de libérer totalement l'esprit de toute pensée stressante. Pour ce faire, on invite les participants à se concentrer sur un mot, une phrase ou une mélodie répétitive. La méditation force une personne à s'arrêter sur le moment présent. Nombreux sont les gens absorbés par des pensées relatives à leur passé ou à des événements stressants de leur présent immédiat, ou encore par des pensées et des plans associés à l'avenir. Les enfants, généralement accaparés à part entière par le moment présent, jouissent d'une vie caractérisée par le rire et le plaisir plutôt que le stress, et sont atteints de bien moins de maladies chroniques ou liées au stress.

On compte communément trois points de convergence de la méditation:

1. La méditation focalisée qui exige que le sujet se concentre sur le son émis par sa respiration, tout en se répétant un mot ou une phrase significative ou en se concentrant sur une image mentale précise.

2. La méditation consciente qui exige que le sujet se concentre sur un sentiment ou une sensation corporelle particulière.

3. La méditation expressive qui exige que le sujet se concentre sur une activité physique rythmique, telle que la danse ou la course à pied. Cette dernière activité permet effectivement au sujet qui se concentre sur la cadence de ses pieds sur le pavé, d'atteindre un état de paix mentale.

Mes formes préférées de méditation sont l'imagerie, la méditation des Écritures et Freeze-Frame, par HeartMath. La méditation Freeze-Frame diffère des autres en ce qu'elle vous apprend à rediriger votre concentration de votre tête vers votre cœur. En agissant ainsi, vous ferez de nouveau l'expérience de l'appréciation, de la joie, de la compassion et de l'amour. Pour en apprendre davantage sur la méditation Freeze-Frame, visitez le site www.heartmath.com.

La méditation a aidé certaines personnes à gérer leur douleur chronique, à soulager leur insomnie et leurs nausées, et à traiter leurs problèmes d'abus d'alcool ou de drogues. Selon certaines études, la méditation pourrait même réduire la tension artérielle et prévenir les crises cardiaques [5].

La prière

Les recherches ont démontré que la prière était fort utile pour inciter le corps à offrir une réponse de relaxation. Nombreux sont les gens qui, en période de stress, cherchent le réconfort par ce moyen. Certaines personnes favorisent des prières répétitives telles que des passages des Écritures répétés lentement ou le Notre Père. Parmi les plus populaires, on compte la suivante : « Seigneur Jésus, aie pitié de moi. » D'autres personnes trouvent une grande paix en répandant devant Dieu tout ce qui pèse sur leur cœur, ne manquant pas de terminer par l'action de grâce et la louange.

J'en connais qui accompagnent leurs prières de la lecture à haute voix des promesses de Dieu consignées dans la Bible. D'autres encore prient en visualisant Jésus en train de les délester d'un lourd fardeau pour le charger sur son propre dos. Ces personnes se rappellent ce qu'a écrit l'apôtre Pierre : « Humiliez-vous donc sous la puissante main de Dieu... et déchargez-vous sur lui de tous vos soucis, car lui-même prend soin de vous » (1 Pi. 5. 6, 7).

Vous pouvez aussi accompagner votre méditation, votre visualisation ou vos moments de prières d'une musique apaisante. Certaines recherches ont démontré que les convictions et la pratique religieuses d'une personne, dont la prière, la lecture des Écritures et la participation à des rencontres d'adoration, pouvaient réduire l'effet du stress émotionnel quotidien et celui encore plus sérieux qui est associé à la maladie [6].

Le massage

Le massage est une des pratiques thérapeutiques les plus anciennes. D'ailleurs, je recommande souvent à mes patients une ou deux séances de massage par semaine, surtout s'ils sont excessivement stressés ou souffrent de douleur chronique, de fibromyalgie ou d'une autre maladie étroitement liée au stress.

La peau comporte des milliers de récepteurs qui, grâce au système nerveux, relèguent des messages au cerveau, incitant ce dernier à produire une sensation de détente, de confort et de bien-être. Le massage peut déclencher la sécrétion d'endorphines, analgésiques naturels du corps, alors que des séances de massage régulières peuvent contribuer à une baisse des niveaux de cortisol et d'adrénaline, les hormones du stress. Le massage est certainement utile pour éliminer la tension musculaire, et de ce fait améliorer la circulation sanguine.

À la fin des années 1950, Tom Bowen, un ingénieur industriel australien, mit au point sa propre thérapie des tissus mous. En effet, alors qu'il travaillait comme masseur auprès des équipes juniors de soccer de Victoria, en Australie, Bowen observa qu'il jouissait d'une telle sensibilité tactile qu'il pouvait localiser les blocages du système neuromusculaire des joueurs. En 1975, Bowen traitait environ 13 000 personnes annuellement, et ce en connaissant un succès incroyable, grâce à une technique dont l'efficacité semble attribuable au rétablissement de l'équilibre entre les deux aspects du système nerveux autonome [7]. Peut-être désirerez-vous faire appel à un masseur ou à une masseuse ayant reçu une formation en technique Bowen. Pour en savoir davantage sur cette dernière, visitez le site www.bowen.org.

Les exercices d'aérobie
La marche rapide, le vélo, la natation, l'aviron, la danse, la course à pied et autres exercices d'aérobie aident le corps à se détendre, pour autant que l'intensité ne soit pas trop élevée.

Un moment de détente quotidien
L'aromathérapie et la thérapie par l'humour sont d'autres techniques de relaxation moins connues car moins étudiées. Dans ma clinique, j'ai observé que la technique préférée d'un patient est moins importante que le fait de l'appliquer *au quotidien*. Ainsi donc, choisissez la technique qui semble vous offrir les meilleurs résultats et mettez-la en pratique régulièrement.

Le sommeil, ultime période de détente
Il est aussi extrêmement important que vous vous accordiez entre sept et neuf heures de sommeil par nuit la semaine, et entre huit et neuf heures les fins de semaine. Trop de gens aujourd'hui vivent une vie privée de sommeil et en subissent les conséquences : stress physique et, au bout du compte, maladies liées au stress.

Aux États-Unis, par exemple, plus de la moitié des gens souffrent d'insomnie au moins quelques nuits par semaine[8]. Le stress excessif, l'anxiété et la dépression sont les principales sources d'insomnie. Voici quelques suggestions simples pour améliorer la qualité de votre sommeil.

La chambre à coucher, c'est pour dormir. Évitez donc d'y étudier, d'y manger, d'y travailler à l'ordinateur, d'y écouter la télévision ou d'y faire tout autre « travail ». En n'y faisant rien d'autre que dormir, vous communiquez à votre corps qu'en entrant dans cette pièce, il doit adopter le mode « décompression et détente ».

Couchez-vous et levez-vous plus ou moins à la même heure chaque jour. Faites de même les fins de semaine. Cette routine régularisera votre horloge interne.

Maintenez votre chambre à coucher en ordre. Cela vous aidera à éviter les distractions qui pourraient être des sources de stress.

Dormez dans le noir. Évitez toute lumière provenant de l'extérieur et même d'une veilleuse. Il vous sera peut-être nécessaire de couvrir une horloge numérique dont la luminosité est trop intense. Réduisez l'intensité de la lumière des autres pièces de votre demeure en début de soirée.

Réduisez au silence les «faiseurs de bruit». Débranchez le téléphone et utilisez les bouche-oreilles au besoin pour empêcher le son des klaxons et des sirènes d'interrompre votre sommeil.

Évitez tout breuvage contenant de la caféine (café, thé, boisson gazeuse). Évitez aussi le chocolat, les mets épicés ou trop riches en matières grasses avant d'aller au lit, de même que tout médicament contenant de la caféine et tout stimulant pendant la soirée.

Maintenez une température convenable dans votre chambre à coucher. Pour la plupart des gens, une température convenable se situe aux environs de 20 °C.

Évitez tout exercice avant d'aller au lit. Faites vos exercices en fin d'après-midi ou en début de soirée, et toujours au moins deux heures avant de vous coucher.

Dormez sur un oreiller et un matelas confortables. Dormez sur un matelas qui vous garantit un sommeil profond, tout en offrant un bon soutien pour votre colonne vertébrale.

Mettez-en pratique une des techniques de détente avant de vous coucher.

Si vous vous réveillez pendant la nuit, ne sortez du lit que si cela est absolument nécessaire. Si vous éprouvez de la difficulté à retrouver le sommeil, toujours couché, essayez l'une des techniques de relaxation. Peut-être voudrez-vous réciter les versets suivants que vous aurez mémorisés au préalable :

- Je me couche et je m'endors en paix, car toi Seul, ô Éternel, tu me donnes la sécurité dans ma demeure (Ps. 4. 9).

- En vain vous levez-vous le matin, vous couchez-vous tard, et mangez-vous le pain de douleur ; il en donne autant à ses bien-aimés pendant leur sommeil (Ps. 127. 2).

- Si tu te couches, tu seras sans crainte ; et quand tu seras couché, ton sommeil sera doux (Prov. 3. 24).

Honorez le jour du Seigneur. Un temps de repos prolongé pendant la journée fait aussi partie des conseils de Dieu pour le corps humain. Bien des gens croient qu'honorer le jour du Seigneur, c'est éviter de se rendre au travail, alors qu'en réalité, ils travaillent en ce jour en faisant leurs courses ou en se livrant à des tâches ménagères ou à des travaux dans le jardin. Les Nord-Américains ne savent pas s'arrêter ; c'est plein gaz 24 heures par jour, sept jours sur sept.

Selon les plans de Dieu, le dimanche doit être une journée de méditation tranquille et paisible de la Parole de Dieu et d'échanges à son sujet, un temps consacré à la famille et aux amis intimes, exempt de toute précipitation, de tout travail et de toute activité qui exige un effort mental ou physique intense et prolongé. L'exhortation à honorer le jour du sabbat et à le sanctifier est plus souvent mentionnée dans les Écritures que tout autre des dix commandements.

Même si vous ne vous sentez pas particulièrement stressé en ce moment, commencez à mettre en pratique les techniques de relaxation afin d'*éviter* de souffrir du stress. Une équipe de basket-ball ne commence pas à pratiquer ses lancers francs le jour-même d'un match de tournoi après saison. Voilà des mois que l'équipe pratique ce lancer afin de s'assurer que tout joueur placé sur la ligne de lancer franc, en fin de match et à score égal, sera prêt. Quelqu'un a estimé qu'un bon joueur de basket-ball de niveau collégial effectue, pendant sa carrière, au moins 10 000 lancers-francs pendant les séances d'entraînement.

Nous devons nous préparer au stress de la même façon, c'est-à-dire apprendre à bouger et à adopter rapidement une technique de relaxation telle que la respiration profonde, la relaxation musculaire progressive, la visualisation, la méditation, la prière, et ainsi de suite, afin qu'en présence d'une situation stressante, nous sachions réagir rapidement et efficacement pour éviter toute accumulation de stress.

LA RELAXATION PROFITE À TOUT VOTRE ÊTRE

La relaxation n'est qu'une composante d'une paix intérieure profonde, puisque cette paix découle aussi du pardon, de l'amour manifesté dans votre vie et des pensées honnêtes et vraies. Cependant, la relaxation prédispose bien souvent votre esprit et votre cœur à pardonner, à sentir l'amour couler en vous et à faire face aux émotions difficiles.

La relaxation aide à améliorer le rendement, à mieux faire son travail, à donner davantage, à en faire plus et à être plus disposé à rire.

La juxtaposition de mots suivante peut vous sembler étrange mais « la relaxation vaut l'effort que vous y mettez ». Apprenez à vous détendre et vous jouirez d'un bien meilleure santé.

Chapitre 16

RETROUVER LA VITALITÉ :
LA RELATION AVEC L'AMOUR

Dans ma pratique médicale, je prends d'habitude le temps de m'asseoir et de poser des questions à mes patients, afin de m'enquérir des événements émotionnels pouvant avoir précédé leur maladie. Un de ces patients, Charlie, machiniste de 57 ans, avait souffert de lymphome pendant des années ; le lymphome est une forme de cancer des ganglions et du fluide lymphatiques. Le jour où ses traitements prirent fin et où son médecin le déclara en bonne santé, Charlie en fut des plus ravis. Il lui semblait avoir été gratifié d'une deuxième chance et, me dit-il, il comptait bien ne pas la gaspiller.

Tragiquement, plusieurs semaines plus tard, en rentrant chez lui, Charlie trouva la maison vide. Près de la moitié des meubles avait disparu ce matin-là, pendant qu'il avait travaillé deux quarts de travail consécutifs. La cuisine était vide sauf pour une petite note jointe aux documents de divorce posés sur le comptoir, près de l'évier.

La femme de Charlie, Carla, beaucoup plus jeune que lui et fort attrayante, l'avait quitté pour poursuivre sa vie avec un autre homme, prétextant le « fardeau de sa maladie ». Le cœur brisé, Charlie ne réussissait pas à surmonter ses émotions. Moins de trois mois plus tard, son cancer refit surface dans toute sa virulence et Charlie mourut dans l'année qui suivit.

Je vis en cette expérience un autre exemple du lien qui existe entre les émotions et la maladie.

Présent aux funérailles, accompagné de ma femme Mary, je ressentis une profonde tristesse. À mon avis, Charlie n'était pas mort du lymphone mais plutôt d'un cœur brisé. Aurait-il survécu s'il avait été capable de vaincre les émotions toxiques associées au départ de Carla ? On ne le saura jamais.

Le cancer de Charlie serait-il demeuré en rémission si sa femme ne l'avait pas quitté ? Je crois sincèrement en cette possibilité. Témoin à maintes reprises de situations semblables à celle de Charlie, je suis tout à fait convaincu que le corps absorbe les émotions orageuses et que si celles-ci ne sont pas évacuées, elles déclenchent une série de réactions biochimiques qui finissent par provoquer la maladie.

Mère Teresa dit un jour que la plus grave maladie de l'humanité est l'absence d'amour. Je suis complètement d'accord avec ce point de vue.

L'amour revêtait une telle importance pour Jésus qu'il passa une bonne partie de la nuit précédant sa crucifixion entouré de ses disciples, à leur parler d'amour. Il leur dit ceci : « Je vous donne un commandement nouveau : Aimez-vous les uns les autres ; comme je vous ai aimés, vous aussi, aimez-vous les uns les autres » (Jean 13. 34, 35).

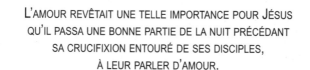

L'AMOUR REVÊTAIT UNE TELLE IMPORTANCE POUR JÉSUS QU'IL PASSA UNE BONNE PARTIE DE LA NUIT PRÉCÉDANT SA CRUCIFIXION ENTOURÉ DE SES DISCIPLES, À LEUR PARLER D'AMOUR.

S'AIMER SOI-MÊME

La Bible insiste fortement sur le fait que nous devons aimer les autres comme nous nous aimons nous-mêmes (voir Matt. 22. 39 et Lév. 19. 18). Je crois que la capacité d'aimer commence par l'acceptation de l'amour de Dieu, qui se présente habituellement sous forme de sa miséricorde et de son pardon. Ce n'est qu'alors que l'on peut apprendre à s'aimer soi-même.

Mais comment ? De bien des manières, l'amour de soi est lié à l'estime de soi, c'est-à-dire au sentiment que l'on vaut quelque chose et que l'on a un but dans la vie. Sur le plan physique, nous montrons à notre corps que nous l'aimons en le dorlotant. D'ailleurs, l'industrie du bien-être s'appuie sur cette prémisse. La plupart des gens que je connais sont intuitivement d'accord sur l'importance de prendre soin de son corps, de bien se nourrir, de dormir suffisamment et, à l'occasion, de se faire donner un massage ou encore un traitement du visage ou du corps.

Qui n'aime pas se faire frotter le dos, les pieds et le cou, surtout après une journée de travail particulièrement stressante ? Nous aimons tous la sensation que communique à notre corps une main douce, aimante et stimulante. Nous aimons le contact, mais aussi les sensations que capte notre épiderme.

De la même manière, nous aimons les tissus doux au toucher et confortables à porter, ainsi que les produits qui rendent notre peau douce et souple.

Une des meilleures façons de s'aimer soi-même est de prendre soin de sa peau. Votre façon de la traiter et de laisser les autres vous toucher, au sens propre et figuré, est un bon indice de votre état de santé.

Attention, ce n'est pas l'usage excessif de cosmétiques que je préconise, mais bien la *santé* de la peau, reflet d'une réaction *saine* au toucher.

En retour, la personne qui se soucie vraiment de la santé de sa peau fait normalement de même pour tout son être.

La personne qui s'aime apprécie qu'on la touche, tant qu'il s'agit de gestes purs et posés dans la piété.

Posez-vous deux questions :

- « Est-ce que je me laisse volontiers toucher ? »

- « Suis-je prêt à exprimer mes émotions de façon physique, même par le toucher ? »

MÉFIEZ-VOUS DE LA NATURE ACCRO DE L'AMOUR ROMANTIQUE

Bon nombre de gens accordent beaucoup d'importance à l'amour romantique. Ils cherchent et désirent ardemment l'amour qui s'exprime à la lumière d'une chandelle, à l'aide de fleurs, de mots tendres et, éventuellement, par un contact sexuel.

Le genre d'amour susceptible de nous apporter la véritable guérison émotionnelle et physique, ce n'est pas l'amour romantique, mais plutôt l'amour inconditionnel qui nous vient de Dieu. L'amour qui guérit n'est pas de nature sexuelle mais spirituelle.

Je trouve intéressant que la recherche démontre que l'amour romantique peut avoir un effet très semblable à celui d'un agent toxicomanogène. Helen Fisher, professeur en recherche anthropologique de l'Université Rutgers, fait partie des nombreux scientifiques qui sont d'avis que le premier contact avec une « personne spéciale » alimente le cerveau d'une forte dose de stimulants. Ces hormones, en particulier la dopamine et la noradrénaline, affectent les mêmes centres nerveux que le fait la cocaïne et autres produits similaires, sources de sentiments d'euphorie. Ces produits chimiques du cerveau peuvent faire perdre l'appétit et l'envie de dormir aux amoureux qui ne font que penser l'un à l'autre [1].

Ayant étudié le comportement de toxicomanes et de personnes en amour, Nora Volkow, codirectrice des sciences de la vie du Brookhaven National Laboratory de New York, fut frappée par les similitudes. Selon elle, « Une personne éperdument amoureuse vit quelque chose d'extrêmement excitant et provocant, et si l'autre n'est pas là, c'est la détresse la plus totale ». Nora Volkow affirme que tant la drogue que l'amour élève la quantité de dopamine de la personne accro à un « niveau parfait ». Encore selon elle, les résultats de recherches récentes ont révélé que la personne amoureuse qui regarde la photo de l'être aimé active les mêmes régions du cerveau, dont le cortez frontal, que le toxicomane qui « plane [2] ».

Deux chercheurs de l'Université College, à Londres, Andreas Bartles et Semir Zeki, ont récemment observé des changements au niveau du cerveau chez les personnes s'étant décrites comme « éperdument » amoureuses. Utilisant l'imagerie par résonance, les chercheurs ont scanné le cerveau de 17 tourtereaux, ayant eu aussi recours au détecteur de mensonge pour éliminer ceux qui auraient pu exagérer l'amplitude de leurs émotions. Lorsque l'équipe de recherche montrait aux participants la photo de leur amoureux, les résultats étaient spectaculaires : instantanément, on notait une réponse des mêmes quatre régions du cerveau qui réagissent aux drogues susceptibles de provoquer l'euphorie [3].

La phényléthylamine, ou PEA, est l'un des principaux stimulants du système nerveux à être secrété chez une personne « éperdument » en amour. La PEA stimule aussi la sécrétion d'endorphines, analgésiques naturels du corps, et active au maximum l'action de la dopamine, principal transmetteur neurologique lié à l'excitation sexuelle. Selon les chercheurs, la PEA serait responsable de la sensation d'étourdissement et d'agitation que l'on associe communément à l'expression « languir d'amour [4] ».

La mauvaise nouvelle ? Certaines personnes, ayant confondu cette bouffée initiale avec le véritable amour, ont tendance à passer d'une euphorie provoquée par la chimie du cerveau à une autre. Elles deviennent accros des sentiments de l'amour, au lieu de s'engager à vivre dans un amour mature caractérisé par des valeurs communes et par un engagement à poursuivre des buts communs et une vie de partage. Pour assurer la survie d'une véritable relation amoureuse, les deux parties doivent tempérer leur amour passion de compréhension, de respect mutuel, d'empathie authentique, de camaraderie et d'autres aspects sains d'une relation où l'on *donne* autant sinon plus que l'on ne *reçoit*.

Joanne Tangedahl a soulevé ce point dans son livre *A New Blueprint fo Marriage*. Selon elle, l'« accoutumance à l'amour » ne s'éteint pas, elle s'envenime progressivement. Elle écrit : « Vous perdez tout sentiment de bien-être et la merveilleuse sensation d'identité. Le désespoir s'installe, accompagné du besoin d'être près de l'autre, de le voir et de le posséder. Ce besoin est si impérieux que les gens l'apparentent à l'amour. Mais il ne s'agit pas d'amour mais d'une assuétude [5]. »

Très souvent, lorsque ces accros de l'amour ne sont plus amoureux, ils ressentent un fort besoin de chercher un autre stimulant pour combler leur accoutumance, et ce, jusqu'à ce qu'ils soient très attirés par une autre personne. Malheureusement, ces substituts peuvent s'avérer encore plus toxicogènes et donner lieu à une accoutumance très difficile à surmonter ou susceptible de leur nuire davantage sur le plan physique, émotionnel, mental ou spirituel.

Je trouve intéressant que le chocolat et l'amour toxicogène partagent certaines propriétés. En effet, comme je l'ai mentionné précédemment, des scientifiques sont parvenus à isoler la PEA, stimulant du système nerveux. Présente dans le chocolat, la PEA envahit aussi le cerveau en période d'euphorie émotionnelle. Lorsqu'une personne vit un amour passion, ou consomme une bonne quantité de chocolat, son taux de PEA augmente. Voilà qui permet peut-être d'élucider le mystère qui a toujours entouré l'association du chocolat et des échanges amoureux [6].

FAIRE L'EXPÉRIENCE DE L'AMOUR AUTHENTIQUE, CELUI QUI GUÉRIT

À quelques occasions, des gens m'ont demandé : « Comment savoir si l'amour que je vis est authentique ? » En guise de réponse, je les invite à réfléchir sur un passage précis du Nouveau Testament, une description des plus éloquentes de l'amour, écrite de la main de l'apôtre Paul :

> L'amour est patient, il est plein de bonté ; l'amour n'est point envieux ; l'amour ne se vante point, il ne s'enfle point d'orgueil, il ne fait rien de malhonnête, il ne cherche point son intérêt, il ne s'irrite point, il ne soupçonne point le mal, il ne se réjouit point de l'injustice, mais il se réjouit de la vérité ; il excuse tout, il croit tout, il espère tout, il supporte tout. L'amour ne périt jamais...
> Maintenant donc, ces trois choses demeurent : la foi, l'espérance et l'amour ; mais la plus grande de ces choses, c'est l'amour (1 Cor. 13. 4-8, 13).

Permettez-moi de résumer brièvement et émettre les caractéristiques marquantes de l'amour mentionnées par Paul dans ce passage, et d'y ajouter quelques commentaires. Dans une large mesure, l'amour se reflète autant dans les qualités qu'il manifeste que dans celles qu'il ne manifeste pas.

L'amour est patient
Souffrez-vous de la « maladie de la précipitation » ou d'impatience ? Je vous propose un test simple : Combien de temps êtes-vous prêt à attendre avant de klaxonner pour signaler au conducteur de la voiture que vous suivez que le feu est passé au vert ? Une personne vraiment patiente ne klaxonne que rarement, et si elle le fait, c'est doucement, simplement en guise de rappel. Par contre, une personne impatiente ne tarde pas à s'asseoir sur son klaxon.

L'amour est plein de bonté
Notre amie, Carol Kornacki, a émis un commentaire intéressant sur la bonté. En effet, elle nous a fait remarquer que bien

que la princesse Diana ait été infidèle à son mari, ait souffert de troubles alimentaires et ait perdu la vie alors qu'elle vivait une aventure extra-conjugale, personne ne la décrit ainsi. En fait, les gens se rappellent d'elle comme d'une femme pleine de bonté qui soutenait des œuvres de charité et qui visitait et touchait les laissés-pour-compte. À quel point êtes-vous prompt à décocher un sourire ou à donner de votre temps, des présents ou de la joie, ou encore à prêter une oreille attentive ?

L'amour n'est point envieux
   Il ne cherche pas à contrôler les autres ni à les manipuler. Êtes-vous prêt à partager vos amitiés avec les autres ? Dans quelle mesure êtes-vous prompt à mettre vos possessions ou votre maison au service de causes charitables ? Tardez-vous à applaudir les autres pour leur succès, leur promotion ou la récompense qu'ils se sont mérités ?

L'amour ne se vante point, ni ne s'enfle d'orgueil
   Sentez-vous le besoin irrésistible de parler de vos réalisations et de vos possessions ? Êtes-vous le point de mire de toute conversation, pas parce que les autres s'intéressent à ce que vous dites, mais parce que vous brûlez d'envie de parler de vous ?

L'amour est poli
   La courtoisie est l'une des grandes manifestations de l'amour. Les gens incapables d'amour ont généralement peu d'égard pour les bonnes manières et ne s'embarrassent pas de «s'il vous plaît» ou de «merci». Est-ce votre cas ?

L'amour n'est pas égocentrique
   L'égocentrisme ou l'égoïsme ont peu à voir avec le fait d'accumuler des biens ou de conserver jalousement ses possessions. Les personnes égocentriques sont celles qui exigent que tout se

fasse selon leurs désirs : les autres se doivent de répondre à leurs exigences, un point c'est tout. Vous empressez-vous d'accorder la priorité aux besoins d'autrui ?

L'amour ne soupçonne point le mal
Les gens qui aiment vraiment s'empressent de pardonner, le font facilement, et refusent de tenir rancune. Sondez votre propre cœur. S'y cache-t-il de la rancune ou un besoin de régler des comptes ?

L'amour s'empresse de croire ce qu'il y a de bon et de beau
L'amour évite les commérages et ne cherche pas les défauts des autres qu'il tient en haute estime ; il passe rapidement l'éponge sur leurs erreurs. Sautez-vous aux pires conclusions sans accorder aux autres le bénéfice du doute ?

L'amour se réjouit de la justice
Les personnes aimantes désirent voir la justice triompher. Elles n'aiment pas entendre parler de crime ou de violence. Du fond du cœur, elles désirent venir en aide aux innocents. Vous êtes-vous déjà dit de quelqu'un : « Il mérite bien ce qui lui arrive ? »

L'amour ne périt jamais
L'amour est constant. La personne qui aime vraiment continue d'aimer en toute circonstance, peu importe ce que les autres disent ou font. L'amour ne baisse pas les bras. Vous est-il déjà arrivé de tourner le dos à quelqu'un, convaincu que cette personne était destiné à une vie de malheur et de châtiment éternel ?

CHOISIR D'ÊTRE AIMABLE

Sa maison ayant été incendiée par une bombe, Martin Luther King, fils, écrivit : « La réaction en chaîne du mal – soit la haine qui engendre la haine, la guerre qui provoque d'autres guerres –, se doit d'être brisée, faute de quoi nous serons plongés dans le gouffre noir de l'anéantissement... l'amour est la seule force capable de transformer un ennemi en ami... De par sa nature, la haine détruit et démolit, alors que l'amour crée et construit [7]. »

La voie de l'amour est un choix et la poursuivre exige une certaine part d'efforts. Aimer, c'est *choisir* de se donner à fond pour les autres, de changer radicalement son attitude et sa façon de penser et de s'élever au-dessus d'un comportement humain « normal » pour poursuivre au contraire ce qui est de nature divine. Choisir d'aimer signifie parfois devoir souffrir.

Mais voici la bonne nouvelle : souffrir au nom de l'amour nous protège en quelque sorte contre la douleur émotionnelle et les maladies liées au stress qui résulte de la haine. Les personnes qui aiment peuvent connaître des circonstances difficiles socialement ou financièrement ; elles peuvent être persécutées, parfois même frappées, mais, intérieurement, elles ne souffrent pas comme ces gens pleins de haine.

La personne qui s'engage dans la voie de l'amour finit presque toujours par se rendre compte qu'elle a fait le meilleur des choix.

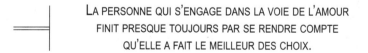

LA PERSONNE QUI S'ENGAGE DANS LA VOIE DE L'AMOUR FINIT PRESQUE TOUJOURS PAR SE RENDRE COMPTE QU'ELLE A FAIT LE MEILLEUR DES CHOIX.

S'engager dans la voie de l'amour requiert non seulement un choix initial tout à fait intentionné, mais un choix conscient soutenu. Aimer comme Dieu nous aime exige un entraînement continu. Ainsi donc, commencez à vous exercer à être patient et bon et évitez d'être jaloux, orgueilleux, dur et égoïste.

AIMER LES AUTRES D'UN AMOUR QUI GUÉRIT

Il ne suffit pas de ressentir de l'amour dans son cœur, il faut le projeter. Voici quelques façons simples de le faire :

- En adressant aux autres des paroles positives. Soyez prompt à faire des compliments ou à adresser des paroles d'encouragement en réponse à ce qu'une autre personne a fait ou dit.
- Faites le don de votre temps. Selon un vieux dicton, les enfants épelleraient ainsi le mot « amour » : *t-e-m-p-s*. Il en est de même des conjoints. Consacrer du temps à quelqu'un, sans programme ni obligation, c'est lui exprimer son amour.
- En offrant des cadeaux. Découvrez ce qui ferait plaisir à quelqu'un et donnez-le-lui.
- En rendant service. Les services diffèrent des cadeaux en ce sens que, dans le cas d'un cadeau, c'est ce qui fait plaisir à l'autre qui importe, alors que dans le cas d'un service, c'est ce dont l'autre a vraiment besoin. Que pouvez-vous faire pour aider la personne la plus occupée que vous connaissiez ? La réponse ? Sans doute lui rendre service en préparant le repas, en tondant la pelouse, en ramassant le linge sale ou en vous chargeant d'aller à la poste pour expédier un colis.
- En montrant votre affection. L'être humain a besoin d'être touché. Alors, un geste d'amour peut-être un baiser, une caresse, une tape amicale dans le dos ou donner la main. Ou alors, avec son conjoint, un geste d'amour peut prendre la forme d'une relation sexuelle, d'un long massage ou d'une bonne friction. Nous touchons les gens que nous

aimons vraiment, et toujours d'une façon qu'ils jugent appropriée.

Il ne suffit pas de choisir d'exprimer notre amour en empruntant l'une ou l'autre de ces façons. Le plus important, c'est de découvrir ce qui plaît davantage aux personnes que nous aimons et ce qui sera le mieux reçu. Quelle forme d'expression d'amour semble le mieux convenir à la personne que vous aimez, en fonction de ses besoins et de ses désirs ?

Une dame me dit un jour : « Comme je me sens libre d'aimer depuis que j'ai demandé à mon mari *ce à quoi il s'attendait de moi*. Il exigeait en fait si peu, bien moins que je l'aurais cru. Jusqu'alors, j'avais consacré mon temps, mon énergie et ma créativité à toutes sortes de choses qui n'avaient aucune importance pour lui. Dès que je me suis concentrée sur ce qu'il souhaitait... oh là là ! Il n'a pas tardé à chercher des façons de m'aimer qui comptaient pour *moi* ! »

Une de nos amies, Carol Kornacki, reçut récemment une invitation à prendre la parole dans une très petite église de sa ville natale. Elle ne connaissait pas cette église, mais comme l'invitation provenait d'un ami, elle l'accepta.

Une fois sur les lieux, Carol constata que l'édifice ressemblait beaucoup plus à une cabane qu'à une église. Elle entra donc dans la chapelle qui dégageait une odeur de moisi et s'assit sur un banc délabré. Au fur et à mesure que les fidèles arrivaient, elle ne put s'empêcher de remarquer le nombre de personnes qui semblaient souffrir d'une forme quelconque de déficience mentale.

C'est alors qu'un pasteur assez trapu se leva pour entamer le service. Sa chemise et sa cravate témoignant des restes de son repas du soir précédent, le pan de sa chemise sortant par-ci par-là de son pantalon trop grand, il fit un sermon qui n'avait rien de spectaculaire.

Carol s'adressa à son tour à la congrégation pendant quelques minutes, puis ce fut la fin du service... mais au lieu de s'en aller, les gens se mirent en file indienne, attendant patiemment que le pasteur vienne à eux. Passant de l'un à l'autre, ce dernier étreignit chaleureusement chacun, prodiguant à tous des paroles d'encouragement et partageant des rires étouffés avec certains. Carol poursuivit: «J'ai vu l'amour de Dieu en pleine action. La douceur, la gentillesse, la bonté et l'humilité de ce serviteur du Maître me fit monter les larmes aux yeux. Cet homme maîtrisait à la perfection le langage du cœur.»

L'apôtre Paul a souhaité ce qui suit aux disciples de Christ: «Et que le Seigneur fasse croître et abonder l'amour que vous avez les uns pour les autres, et pour tous, à l'exemple de celui que nous avons pour vous; qu'il affermisse vos cœurs pour qu'ils soient irréprochables dans la sainteté devant Dieu notre Père, lors de l'avènement de notre Seigneur Jésus avec tous ses saints» (1 Thes. 3. 12, 13). C'est aussi ce que je vous souhaite.

ANNEXE A

ÉCHELLE HOLMES-RAHE DES ÉVÉNEMENTS DE LA VIE

L'échelle Holmes-Rahe peut vous aider à déterminer votre niveau de stress. Vous serez peut-être étonné de découvrir à quel point certains événements de la vie peuvent constituer une source de stress.

Pour chaque événement qui correspond à vos circonstances *actuelles*, inscrivez les points dans l'espace réservée à cette fin, sinon n'inscrivez rien.

Vous êtes peut-être plus stressé que vous l'auriez cru !

	Les points	*Votre score*
Le décès d'un conjoint	100	_____
Un divorce	73	_____
Une séparation	65	_____
Une incarcération	63	_____
Le décès d'un membre de la famille immédiate	63	_____
Une blessure ou une maladie personnelle	53	_____
Un mariage	50	_____
Une mise à pied	47	_____
Une réconciliation maritale	45	_____

ÉCHELLE HOLMES-RAHE DES ÉVÉNEMENTS DE LA VIE

Événement	Score	
La retraite	45	_____
Une modification de l'état de santé d'un membre de la famille	44	_____
Une grossesse	40	_____
Des difficultés sexuelles	39	_____
L'ajout d'un membre à la famille	39	_____
Un réajustement professionnel	39	_____
Une modification de la situation financière	38	_____
Le décès d'un ami intime	37	_____
Une affectation à de nouvelles fonctions	36	_____
Une hausse des arguments maritaux	35	_____
Une hypothèque ou un prêt pour des achats majeurs	31	_____
Une forclusion d'une hypothèque ou d'un prêt	30	_____
Une modification des responsabilités professionnelles	29	_____
Un fils ou une fille qui quitte le nid familial	29	_____
Des relations difficiles avec la belle-famille	29	_____
Une réalisation personnelle remarquable	28	_____
Un conjoint qui commence un nouveau travail ou cesse de travailler	26	_____
La fin ou le début des études	26	_____

ÉCHELLE HOLMES-RAHE DES ÉVÉNEMENTS DE LA VIE

Une modification des conditions de vie	25	_____
Une évaluation des habitudes de vie	24	_____
Des relations houleuses avec le patron	23	_____
Des changements à l'horaire ou aux conditions de travail	20	_____
Un déménagement	20	_____
La fréquentation d'une nouvelle institution d'enseignement	20	_____
La modification des activités sportives et des loisirs	19	_____
La modification des activités religieuses	19	_____
La modification des activités sociales	18	_____
Une hypothèque ou un prêt pour des achats mineurs (téléviseur, voiture, etc.)	17	_____
Une modification des habitudes de sommeil	16	_____
Une augmentation ou diminution des réunions de famille	15	_____
Une modification des habitudes alimentaires	15	_____
Des vacances	13	_____
La saison des Fêtes	12	_____
Des infractions mineures à la loi	11	_____
	Total :	_____

Quel est votre score ?

    300 ou plus :   Vous courez 80 p. 100 de risque de souffrir d'une maladie dans un avenir rapproché.

    150-299 :   Votre risque de contracter une maladie est d'environ 50 p. 100.

    149 ou moins :   Votre risque de contracter une maladie est d'environ 30 p. 100.

Votre résultat final peut indiquer qu'elle sera votre réaction à une circonstance particulièrement stressante. Les personnes qui ont cumulé un score plus élevé, par exemple, ont tendance à être davantage irritées, frustrées, en colère ou déprimées, peu importe la situation.

Tiré de : Holmes, T. et Rahe, R. H., « Holmes-Rahe Social Readjustment Rating Scale », *Journal of Psychosomatic Research*, Vol. 11 : 213-218, © 1967, utilisation autorisée par Elsevier, Inc.

ANNEXE B

L'inventaire Novaco sur la colère

Consultez la liste suivante de 25 situations déstabilisantes possibles. Dans l'espace prévu à cette fin, inscrivez le degré d'agacement ou de colère que pourrait susciter en vous chacune des situations.

    0 = Très peu d'agacement ou aucun
    1 = Un léger agacement
    2 = Modérément agacé
    3 = Passablement en colère
    4 = Très en colère

1. Vous déballez un appareil ménager que vous venez d'acheter, le branchez et découvrez qu'il ne fonctionne pas. _____
2. Un préposé à l'entretien qui vous a à sa merci tente de percevoir des frais en trop. _____
3. Votre patron vous corrige, alors qu'il passe sous silence les gestes posés par d'autres. _____
4. Votre voiture s'est enlisée dans la neige. _____
5. Votre interlocuteur ne vous répond pas ou vous ignore totalement. _____
6. Une personne se prend pour quelqu'un d'autre. _____

7. Pendant que vous tentez, tant bien que mal,
de déposer quatre tasses de café sur la table
de la cafétéria, quelqu'un vous heurte
et tout le café se déverse. _____

8. Vous accrochez votre manteau, mais il se
retrouve au plancher parce que quelqu'un
l'a effleuré au passage…
mais il ne s'en préoccupe pas. _____

9. Vous vous rendez dans un magasin
où un vendeur vous colle à la peau. _____

10. Vous planifiez vous rendre quelque part
avec quelqu'un mais cette personne
vous laisse tomber à la dernière minute. _____

11. Quelqu'un blague à votre sujet ou vous taquine. _____

12. Votre voiture tombe en panne aux feux
de circulation et le conducteur coincé
derrière vous ne cesse de klaxonner. _____

13. Vous effectuez accidentellement un mauvais
virage dans un parc de stationnement et, alors
que vous descendez de votre voiture, quelqu'un
vous crie : « Où as-tu appris à conduire ? » _____

14. Quelqu'un commet une erreur
et vous affuble du blâme. _____

15. Vous essayez de vous concentrer mais une
personne près de vous ne cesse de taper du pied. _____

16. Vous prêtez un livre ou un outil important
à quelqu'un et il ne vous le rend pas. _____

17. Après une journée fort chargée, votre conjoint
ou colocataire se plaint que vous avez oublié
d'exécuter une tâche précise comme convenu. _____

18. Vous parlez à quelqu'un et une tierce partie insiste pour aborder un sujet qui lui est peu familier. _____

19. Vous discutez un point important avec votre conjoint, mais l'autre est incapable de laisser libre cours à l'expression de vos sentiments sans vous interrompre. _____

20. Vous argumentez de quelque chose et une tierce partie s'immisce dans la conversation. _____

21. Vous êtes pressé par le temps et le conducteur de la voiture qui vous précède roule en-deça de la limite permise, et il vous est impossible de le doubler. _____

22. Vous mettez le pied sur une boulette de gomme à mâcher. _____

23. Un petit groupe de personnes se moquent de vous au moment où vous passez près d'elles. _____

24. Dans votre empressement à vous rendre quelque part, votre vêtement effleure un objet contondant et se déchire. _____

25. Vous tentez de joindre quelqu'un au téléphone et vous manquez finalement de monnaie parce que la communication est interrompue dès que votre interlocuteur répond. _____

Total : _____

Quel est votre score ?

    0-45   Il vous arrive rarement d'être victime de la colère et de souffrir d'agacement. Très peu de personnes obtiennent un tel pointage. Vous êtes une des personnes les plus calmes qui soient.

46-55 Vous êtes passablement plus calme que la moyenne des gens.

56-75 Vous réagissez aux circonstances agaçantes de la vie avec une colère moyenne.

76-85 Vous avez tendance à réagir avec colère aux circonstances agaçantes de la vie. Vous êtes plus irritable que la moyenne des gens.

86-100 Vous êtes véritablement un champion de la colère. Les réactions fréquentes et intenses, caractérisées par la fureur, qui perdurent vous accablent probablement. Des sentiments négatifs vous habitent sans doute longtemps après avoir subi l'insulte initiale. Peut-être vous êtes-vous forgé une réputation de « pétard » ou de « tête chaude » ou souffrez-vous de fréquents maux de tête et d'hypertension. À l'occasion, votre colère vous fait perdre le nord, comportement qui donne lieu à des débordements impulsifs hostiles. Il est fort probable que votre humeur vous occasionne des problèmes. Bien peu de gens réagissent aussi intensément ou manifestent autant de colère que vous le faites.

Source: Novaco, R. W., *Anger Control: The Development and Evaluation of an Experimental Treatment* (Lexington, MA: DC Health, 1975). Utilisé avec permission.

ANNEXE C

L'ÉCHELLE ZUNG D'AUTO-ÉVALUATION DE LA DÉPRESSION

Pour connaître votre score final, additionnez les chiffres (1 à 4) que vous avez encerclés. La plupart des gens souffrant de dépression enregistrent un score oscillant entre 50 et 69, alors que le pointage maximal est de 80. (Voir le tableau à la page suivante.)

Pointage

Moins de 50	Normal
50-59	Légère dépression
60-69	Dépression de modérée à assez grave
70 et plus	Dépression grave

Copyright © 1965, 1974, 1991, W. K. Zung. Utilisée avec permission. Eli Lilly et compagnies, Services de la propriété intellectuelle, des marques de commerce et des droits d'auteurs.

L'ÉCHELLE ZUNG D'AUTO-ÉVALUATION DE LA DÉPRESSION

Encerclez un des quatre chiffres à la droite de chaque énoncé.	Très peu souvent	Parfois	Assez souvent	Très souvent
1. Je me sens découragé et j'ai le cafard.	1	2	3	4
2. C'est le matin que je me sens le mieux.	1	2	3	4
3. Je pleure sans raison ou je sens que je vais le faire.	1	2	3	4
4. Je souffre d'insomnie.	1	2	3	4
5. Je mange autant qu'avant.	1	2	3	4
6. J'aime toujours les activités sexuelles.	1	2	3	4
7. Je remarque que je perds du poids.	1	2	3	4
8. Je souffre de problèmes de constipation.	1	2	3	4
9. Mon rythme cardiaque est plus rapide que d'habitude.	1	2	3	4
10. Je me sens fatigué sans raison.	1	2	3	4
11. Mon esprit est toujours aussi vif.	1	2	3	4
12. Il m'est facile de faire ce que je faisais auparavant.	1	2	3	4
13. Je suis nerveux et je bouge continuellement.	1	2	3	4
14. J'entrevois l'avenir avec optimisme.	1	2	3	4
15. Je suis plus irritable que d'habitude.	1	2	3	4
16. Il m'est facile de prendre une décision.	1	2	3	4
17. Je me sens utile ; on a besoin de moi.	1	2	3	4
18. Ma vie est passablement remplie.	1	2	3	4
19. Je pense que les autres se porteraient beaucoup mieux si je n'existais pas.	1	2	3	4
20. Je me plais encore dans les choses que je faisais jadis.	1	2	3	4

NOTES

INTRODUCTION
1. D. Wayne, « Reactions to Stress », tiré d'une série intitulée *Identifying Stress* offerte sur le site Internet Health-Net & Stress Management, en février 1998.

CHAPITRE I
1. P. Rosch, « Job Stress : America's Leading Adult Health Problem », *USA Today,* mai 1991, 42-44.
2. Doc Childre et Howard Martin, *The HeartMath Solution* (San Francisco : Harper Collins, 1999), 55.
3. Cité dans H. Dreher, *The Immune Power Personality* (New York : Dutton, 1995), 15.
4. H. J. Eysenck, « Personality, Stress, and Anger : Prediction and Prophylaxis », *British Journal of Medical Psychology,* 61 (1988) : 57-75.
5. M. A. Mittleman, M. Manclure, J. B. Sherwood, et coll., « Triggering of Acute Myocardial Infarction Onset by Episodes of Anger », *Circulation,* 92 (1995) : 1720-1725.
6. L. D. Kubzansky, I. Kawachi, A. Spirio III, et coll., « Is Worrying Bad for Your Heart ? A Prospective Study of Worry and Coronary Heart Disease in the Normative Aging Study », *Circulation,* 94 (1997) : 818-824.
7. J. Dixon et J. Spinner, « Tensions Between Career and Interpersonal Commitments As a Risk Factor for Cardiovascular Disease Among Women », *Women and Health,* 17 (1991) : 33-57.
8. B.W. Penninx, T. van Tilburg, D. M. Kriegsman, et coll., « Effects of Social Support and Personal Coping Resources on Mortality in Older Age : The Longitudinal Aging Study Amsterdam », *American Journal of Epidemiology,* 146 (1997) : 510-519.

9. T. G. Allison, D. E. Williams, T. D. Miller, et coll., « Medical and Economic Costs of Psychologic Distress in Patients with Coronary Artery Disease », *procès-verbal des délibérations de la Clinique Mayo,* 70 (1995) : 734-742.

CHAPITRE 2

1. Candace Pert, et coll., « Opiate Agonists and Antagonists Discriminated by Receptor Binding in the Brain », *Science,* 182 (1973) : 1359-61.
2. Paul Pearsall, *The Pleasure Prescription* (Alameda, Calif. : Hunter House Publishers, 1996), 90.
3. B. Hafen, K. Frandsen, K. Karen, et coll., *The Health Effects of Attitudes, Emotions, and Relationships* (Provo, Utah : EMS Associates, 1992).
4. W. Cannon, « The role of emotion in disease », *The Annals of Internal Medicine,* 9 (1936).
5. H. Selye, *The Stress of Life* (McGraw-Hill, 1956).
6. A. Hart, *Adreneline and Stress* (Nashville W. Publishing Group, 1995).
7. C. Hiemke, « Circadian Variations in Antigen-Specific Proliferations of Human T Lymphocytes and Correlation to Cortisol Production », *Psychoneuroendocrinology,* 20 (1994) : 335-342.
8. P. DeFeo, « Contribution of Cortisol to Glucose Counter-regulation in Humans », *American Journal of Physiology,* 257 (1989) : E35-E42.
9. S. C. Manolagas, « Adrenal Steroids and the Development of Osteoporosis in the Oophorectomized Women », *Lancet,* 2 (1979) : 597.
10. R. Beme, *Physiology,* 3ᵉ éd. (St. Louis : Mosby, 1993).
11. P. Marin, « Cortisol Secretion in Relation to Body Fat Distribution in Obese Premenopausal Women », *Metabolism,* 41 (1992) : 882-886.
12. D.S. Kerr, et coll., « Chronic Stress-Induced Acceleration of Electrophysiologic and Morphometric Biomarkers of Hippocampal Aging », *Society of Neuroscience,* 11 (1991) : 1316-1317 ; and R. Sapolsky, *Stress, the Aging Brain, and Mechanisms of Neuron Death* (Cambridge, Mass. : MIT Press, 1992).
13. Paul Pearsall, *The Pleasure Prescription,* 63.
14. Ibid.
15. Ibid.

NOTES

CHAPITRE 3

1. T. Holmes et R. Rahe, « The Social Readjustment Rating Scale », *Journal of Psychosomatic Research,* 11 (1967) : 213-218.
2. Robert M. Sapolsky, *Why Zebras Don't Get Ulcers* (New York : W. H. Freeman, 1998), 49.
3. Al'abadie, et coll., « The Relationship Between Stress and the Onset and Exacerbation of Psoriasis and Other Skin Conditions », *British Journal of Dermatology,* 199 (1994) : 203.
4. J. Fulton, *Acne Rx* (James Fulton Publishing, 2001). Dr. Fulton est un dermatologue renommé qui a mis au point le Retin A.
5. I. Grant, et coll., « Severely Threatening Events and Marked Life Difficulties Preceding Onset or Exacerbation of Multiple Sclerosis », *Journal of Neurology, Neurosurgery and Psychiatry,* 52 (1989) : 8-13.
6. A. J. Zautra, et coll., « Examination of Changes in Interpersonal Stress as a Factor in Disease Exacerbation Among Women with Rheumatoid Arthritis », *Annals of Behavioral Medicine,* 19 (1997) : 279-286.
7. Pearsall, *The Pleasure Prescription,* 66.

CHAPITRE 4

1. M. Agnes, et coll., *Webster's New World College Dictionary,* 4ᵉ éd. (Foster City, Ca. : IDG Books Worldwide, 2001).
2. Robert Elliott, *Is It Worth Dying For?* (New York : Bantam Books, 1989).
3. R. Williams, et coll., *Anger Kills* (NY : Harper Collins, 1993).
4. Ibid.
5. W. F. Enos, et coll., « Coronary disease among U.S. soldiers killed in action in Korea », *JAMA,* 152 (1953) : 1090-93.
6. Eversol, et coll., « Hostility and increased risk of mortality and acute myocardial infarction : the mediating role of behavioral risk factors », *AM J Epidemial,* 146 (2) (1997) : 142-152.
7. A. Spiro, *Health Psychology,* 22 novembre webmd.lycos.com/content/article/1675. 68822.
8. Ichiro Kawachi, « Anger and Hostility Linked to Coronary Heart Disease », *Lancet,* www.thelancet.com.
9. Susan Aldridge, « Hostility Is a Major Heart Disease Risk », *Health Psychology,* novembre 2002.

NOTES

10. J. C. Barefoot, et coll., « Hostility CHD Incidence in Total Mortality ? a 25-Year Follow-Up Study of 255 Physicians », *Psychosomatic Medicine,* 45 (1984) : 79-83.
11. J. E. Brody, « Why Angry People Can't Control the Short Fuse », *New York Times,* 28 mai 2002.
12. R. Eliot, *Is It Worth Dying For?* (NY : Bantam Books, 1984).
13. R. Williams.
14. Meyer Friedman et Ray Rosenman, *Type A Behavior and Your Heart* (New York : Knopf, 1974). Voir aussi Ray H. Rosenman, et coll., « Coronary Heart Disease in the Western Collaborative Group Study, Final Follow-Up and Follow-Up Experience of 8-1/2 Years », *Journal of the American Medical Association,* 233 (1975) : 872-877.
15. Paul Pearsall, *The Heart's Code* (New York : Broadway Books, 1998), 9.

CHAPITRE 5

1. J. Sarno, *The Mind-Body Prescription* (NY : Warner Books, 1998).

CHAPITRE 6

1. W. E. Narrow, « One-Year Prevalence of Depressive Disorders Among Adults Eighteen and Older in the U.S. », *NIMH ECA Prospective Data.* Les prévisions démographiques basées sur le recensement des É.-U. ont estimé la population résidentielle âgée de dix-huit ans et plus le premier juillet 1998. Non publié.
2. Kiecolt-Glaser, et coll., 1998.
3. Pratt, et coll., 1996.
4. Frasure-Smith, et coll., 1993.
5. Glassman et Shapiro, 1988.
6. Anna Fels, « Mending of Hearts and Minds » *New York Times,* le 21 mai 2002.
7. Michaels, et coll., 1996.
8. Recherche sur la dépression au National Institute of Mental Health Office of Communication and Public Liaison, Bethesda, Md., publication n° 00-4501 (2002) du NIH.
9. C. J. L. Murray, et coll, *Summary : the Global Burden of Disease ? A Comprehensive Assessment of Mortality and Disability from Diseases, Injuries and Risk Factors in 1990 and projected to 2020* (Cambridge, Mass. : Harvard University Press, 1996).

NOTES

10. D. A. Regier, W. E. Narrow, D. S. Rae, et coll., « The De Facto Mental and Addictive Disorder Service System : Epidemiologic Catchment Area Prospective One-Year Prevalence Rates of Disorders and Services », *Archives of General Psychiatry*, 50 (1993) : 85-94.
11. W.E. Narrow, « One Year Prevalence of Depressive Disorders ».
12. D.A. Regier, et coll., « The De Facto Mental and Addictive Disorders Service System : Epidemiologic Catchment Area Prospective One-Year Prevalence Rates of Disorders and Services ».
13. « Understanding the Different Types of Depression » www.Depression-and Anxiety.com, 2002.
14. Martin Seligman, *Learned Optimism* (New York : Pocketbooks, 1998).
15. M. Seligman, *Authentic Happiness* (New York : The Free Press, 2002).
16. Daniel Amen, *Change Your Brain, Change Your Life* (New York : Three Rivers Press, 1998).
17. E. Brounwald, et coll., *Harrison's 15 Edition Principles of Internal Medicine* (New York : McGraw-Hill, 2001).
18. R. Sapolsky, *Why Zebras Don't Get Ulcers* (New York : W. H. Freeman and Co., 1999).
19. Depression Research at the National Institute of Mental Health.
20. D. Burns, *Feeling Good* (New York : Avon Books, 1999).
21. G. L. Klerman, et coll., « Birth-cohort trends in rates of major depressive disorder among relatives of patients with affective disorder », *Archives of General Psychiatry*, 42 (1985) : 689-693.
22. C. Peterson, et coll., *Learned Helplessness* (New York : Oxford University Press, 1993).
23. Ibid.
24. Ibid.

CHAPITRE 7
1. Pearsall, *The Hearth's Code*, 25.
2. Ibid.
3. Pearsall, 27.
4. Ibid., 2.

CHAPITRE 8
1. R. Sapolsky, *Why Zebras Don't Get Ulcers* (New York : W. H. Freeman and Co., 1999).

NOTES

2. Doc Childre, *Overcoming Emotional Chaos* (San Diego, Calif.: Jodere Group, Inc., 2002), 13

CHAPITRE 9

1. J. Borger, « America Remembers », *Guardian Newspaper*, le 14 septembre 2002.
2. W.E. Narrow, et coll., note de la NIHM Epidemiology : « Prevalence of anxiety disorders. One-year prevalence best estimates calculated from ECA and NCS data. Population estimates based on U.S. Census estimated residential population age 18 to 54 on July 1, 1998 ».
3. www.achenet.org/understanding.
4. Sabrina Paterniti, et coll., « Sustained Anxiety in a Four-Year Progression of Carotid Atherosclerosis », *Arteriosclerosis, Thrombosis and Vascular Biology*, 36 (2001) : 21 : 136.
5. Allen Rozaniski, et coll., « Impact of Psychological Factors and the Pathogenesis of Cardiovascular Disease and Implications for Therapy », *Circulation Period*, 99 (1999) : 2192-2217.
6. T. Bruer, et coll., « How do clinician practicing in the US manage Heliobacter pylori-related gastrointestinal diseases ? », *Am J Gastroenterology*, 93 (1998) : 553-61.
7. Ibid.
8. W. Salt, *Irritable Bowel Syndrome* (Columbus, Oh.: Parkview Publishing, 1997).
9. S. Cohen, et coll., « Psychological Stress and Susceptibility to the Common Cold », *New England Journal of Medicine*, 325 (1991): 606-612.

CHAPITRE 10

1. www.datacomm.ch/kmatter/psychone.htmnumber Toc442256827.
2. E. M. Sternberg, et coll., « The mind-body interaction in disease », *Scientific American* special issue, 8-15 (1997).
3. Ibid.
4. Ibid.
5. F. Luskin, *Forgive for Good* (New York: Harper Collins, 2002).
6. R. T. Kendall, *Total Forgiveness* (Lake Mary, FL: Charisma House, 2002).

NOTES

CHAPITRE 11
1. V. E. Frankl, *Man's Search for Meaning* (New York : Washington Press, 1963).
2. J. Armour et J. Ardell, eds, *Neurocardiology* (New York : Oxford University Press, 1984).
3. J. Lacey et B. Lacey, « Some Autonomic-Central Nervous System Interrelationships », P. Black, *Physiological Correlates of Emotions* (New York : Academic Press, 1970), 205-275.
4. Jack Frost, « The Father's Love ».
5. L. Song, G. Schwartz, et L. Russek, « Heart-Focused Attention and Heart-Brain Synchronization : Energetic and Physiological Mechanisms », *Alternative Therapies in Health and Medicine,* 4 (1998) : 44-62.
6. Ibid.
7. S. H. Stogtz et I. Stewart, « Coupled Oscillators and Biological Synchronization », *Scientific American,* 269 (1993) : 102-109.

CHAPITRE 12
1. James V. Durlacher, *Freedom from Fear Forever* (Mesa, Ariz., : Van Ness Publishing Co., 1994) 83-84.
2. Entrevue directe de *l'American Psychological Association* lors de leur 108ᵉ convention à Washington, D.C., modérateur Frank Farley (le 6 août 2000).
3. A. Beck, et coll., *Cognitive Therapy and Depression* (New York : Gilford Press, 1979).
4. David Burns, *Feeling Good* (NY : Harper Collins, 1980).
5. Ibid.

CHAPITRE 13
1. Audioscript de *Larry King Live,* « Jim and Tammy Faye Return to TV », www.cnn.comtranscripts/0005/29/likl.00.html (le 29 mai 2000).
2. George Ritchie, *Return from Tomorrow* (Grand Rapids : Baker Book House, 1978), 114-16.
3. W. Tiller, R. McCraty, M. Atkinson, « Toward Cardiac Coherence : A New Noninvasive Measure of Autonomic System Order », *Alternative Therapies,* 2 (1986) : 56-65.
4. E. M. Luskin, « The Effect of Forgiveness Training on Psychosocial

NOTES

Factors in College Age Adults», dissertations non publiées (Stanford University, 1999) relatées par F. Luskin dans *Forgive for Good* (Harper San Francisco, 2002), 81-133.
5. Ibid.

CHAPITRE 14

1. L. Berk, et coll., «Neuroendocrine and stress hormone changes during mirthful laughter», *The American Journal of the Medical Sciences*, 298 (1989): 390-6.
2. C. A. Anderson et L. H. Arnault, «An Examination of Perceived Control, Humor, Irrational Beliefs, and Positive Stress As Moderators of the Relation Between Negative Stress and Health», *Basic and Applied Social Psychology*, 10 (1989): 101-117.
3. Fox, «Looking Forward to a Good Laugh?».
4. W. Cousins «Anatomy of an illness as perceived by the patient», *New England Journal of Medicine*, 295 (1976): 1458-63.
5. «RX Laughter», le 31 octobre 2002, www.rxlaughter.org/press24.html.
6. A. H. Rankin et R. J. Phillip, «Epidemic of Laughter in Bukoba, District of Tanganyika», *Central African Journal of Medicine*, 9 (1963).
7. W. F. Fry, et coll., *Make 'Em Laugh* (Palo Alto, Calif.: Science and Behavior Books, 1975).
8. W. Cousins, «Anatomy of all illnesses perceived by the patient».
9. W. F. Fry, *Make 'Em Laugh*.
10. P. Wooten, *Compassionate Laughter* (Salt Lake City, Utah: Commune-A-Key Publishing, 1996).
11. R. Levenson, et coll., «Voluntary Facial Action Generates Emotion-Specific Autonomic Nervous System Activity», *Psychophysiology*, 27 (1990): 363-384.
12. Ibid.
13. M. Seligman, *Authentic Happiness* (New York: The Free Press, 2002).
14. L. Harker et D. Keltner, «Expressions of Positive Emotion in Women's College Yearbook Pictures and Their Relationship to Personality and Life Outcomes Across Adulthood», *Journal of Personality and Social Psychology*, 80 (2001): 112-124.
15. L. Gibson, *Laughter, the Universal Language* (New York: Pegasus Expressions, 1990).

NOTES

16. Seligman.
17. *New York Times.*
18. Seligman.
19. Ibid.
20. G. Vaillant, « Adaptive mental mechanisms : their role in positive psychology », *American Psychologist,* 55 (2000) : 89-98.
21. David G. Myers et Ed Diener, « In Pursuit of Happiness », *Scientific American,* mai 1996.
22. Seligman.

CHAPITRE 15
1. D. Childre, et coll., *Overcoming Emotional Chaos.* (San Diego, Calif. : Jodere Group, 2002).
2. E. Jacobson, *Progressive Relaxation* (Chicago : University of Chicago Press, 1938).
3. H. Benson, et coll., « The Relaxation Response », *Psychiatry,* 37 (1974) : 37-48.
4. M. Hutchison, *The Book of Floating ? Exploring the Private Sea* (New York : William Morrow & Co., 1984).
5. V.A. Barnes, « Meditation Decreases Blood Pressure », Center for the Advancement of Health (le 2 août 1999).
6. H. Koenig, *The Healing Power of Faith* (Touchstone, New York : 1999).
7. J. Baker, *The Bowen Technique* (Gloucestershire, UK : Corpus Publishing, 2001).
8. « 2000 Omnibus Sleep in America Poll », National Sleep Foundation, 1522 (Washington, D.C.).

CHAPITRE 16
1. H. Fisher, *The Anatomy of Love* (New York : Fawcett Columbine, 1992).
2. Amanda Onion, « The Science of Love », *ABC News,* le 14 février 2001, www.abcnews.go.com/sections/scitech/Holidaysscienceoflov010214.html.
3. Ibid.
4. LSS News, Life Services.com – Internet article.
5. Joanne Tangedahl, *A New Blueprint for Marriage (Mind and Miracle, 1981).*

NOTES

6. ww.adamschocolate.com/chocolate_facts_m.html : Onion, «The Science of Love».
7. Martin Luther King Jr., *The Strength of Love* (Philadelphia : Fortress Press, 1963, 51-52.

AU SUJET DE L'AUTEUR

Médecin de famille certifié depuis 1987, le Dr Don Colbert est l'auteur de plusieurs livres à succès dont *What Would Jesus Eat ?*, *Toxic Relief* et *Walking in Divine Health*. Chaque mois, il rédige des rubriques qui sont publiées dans les magazines *Charisma* et *Partners*. Il anime aussi, avec sa femme Mary, l'émission-débat télévisée américaine *Your Health Matters*, en plus d'agir comme conférencier lors de nombreux colloques nationaux. Le Dr Colbert habite à Orlando, en Floride.

REMERCIEMENTS

J'aimerais prendre un court moment pour remercier sincèrement des personnes bien spéciales qui ont contribué à mon succès et leur exprimer toute mon appréciation.

En premier lieu, je désire remercier Victor Oliver, Mike Hyatt, Ted Squires et le personnel de Thomas Nelson Publisher pour avoir cru en moi et en mon travail. Mais, d'abord et avant tout, pour leur inestimable soutien au fil des ans. Je crois que vous comptez parmi les héros invisibles de Dieu. Soyez tous bénis pour votre contribution à la diffusion de l'Évangile partout dans le monde.

J'aimerais souligner le courage, le calme, l'esprit de gratitude et la joie que Bill Bright a su manifester tout au long de sa vie. Il a terminé sa course avec tellement de grâce et de dignité. Je suis certain qu'on lui a dit : « Bien fait, bon et fidèle serviteur. »

À ma partenaire de vie, Mary, un « merci » bien spécial pour ta perspicacité de grande valeur et ta participation à tout ce que je fais, sans oublier ton amour et ton constant soutien. Tu es tout simplement formidable !

À mes parents, dont la sagesse et l'amour m'ont accompagné pendant les premières années de ma vie. Merci de m'avoir aidé à prendre conscience de mes émotions et de m'avoir encouragé à y travailler. Je vous en serai éternellement reconnaissant.

De nombreuses autres personnes ont apporté leur soutien à ce projet. Sans elles, la tâche aurait été impossible ou presque. Ainsi donc, j'aimerais remercier : Erin Leigh O'Donnell et Amy

Russo, mes assistantes, Laural Waltz, mon infirmière fidèle, ainsi que Patti Marden, Sherry Kaiser et Marci Brooks, membres de mon personnel dévoué et assidu.

Je désire aussi remercier Jan Dargatz, Peg de Alminana, Kay Webb et Beverly Kurtz pour leur contribution à cette publication.

LA PRIÈRE DU SALUT

Prier, c'est parler à Dieu

Puisque Dieu connaît votre cœur, il prête davantage attention à la disposition de votre cœur qu'à votre éloquence. Voici une suggestion de prière :

> *Seigneur Jésus, j'ai besoin de toi. Merci d'avoir souffert la mort de la croix pour mes péchés. Je t'ouvre la porte de ma vie et te reçois comme mon Sauveur et Seigneur. Merci d'avoir pardonné mes péchés et de m'avoir donné la vie éternelle. Le trône de ma vie est à toi. Fais de moi la personne que tu veux que je sois.*

Cette prière est-elle l'expression de ce que votre cœur désire ? Si oui, je vous invite à la faire vôtre sans délai et Christ habitera votre vie, tel qu'il l'a promis.

Comment savoir si Christ fait partie de votre vie

Avez-vous accepté le Christ dans votre vie ? Selon sa promesse en Apocalypse 3, verset 20, quelle relation nourrissez-vous avec Christ actuellement ? Christ a dit qu'il entrerait dans votre vie ? Vous tromperait-il ? Quelle autorité vous vaut la certitude que Dieu a répondu à votre prière ? La pleine confiance qu'on peut placer en Dieu et en sa Parole.

La Bible promet la vie éternelle à tous ceux et celles qui acceptent Christ dans leur vie.

« Et voici ce témoignage, c'est que Dieu nous a donné la vie éternelle, et que cette vie est dans son Fils » (1 Jean 5. 11). Remerciez Dieu souvent pour la présence de Christ dans votre vie et du fait qu'il ne vous abandonnera jamais (Hébreux 13. 5). Sur la base de la promesse divine, vous pouvez avoir la certitude que Christ vit en vous et que vous avez la vie éternelle, et cela se produit dès que vous invitez le Seigneur dans votre vie. Il ne vous décevra pas !

Loi n° 1
Dieu vous *aime* et vous offre un merveilleux *plan* de vie.

L'amour de Dieu : « Car Dieu a tant aimé le monde qu'il a donné son Fils unique, afin que quiconque croit en lui ne périsse point, mais qu'il ait la vie éternelle (Jean 3. 16).

Loi n° 2
L'homme est *pécheur* et ses péchés le *séparent* de Dieu. Par conséquent, il ne peut connaître et faire l'expérience de l'amour de Dieu et de son plan pour sa vie.

L'homme est pécheur : « Car tous ont péché et sont privés de la gloire de Dieu » (Romains 3. 23).
L'homme est séparé de Dieu : « Le salaire du péché, c'est la mort [séparation spirituelle d'avec Dieu] » (Romains 6. 23).

Loi n° 3
Jésus-Christ est la seule *réponse* de Dieu aux péchés de l'homme. Par lui vous pouvez connaître et faire l'expérience de l'amour et du plan de Dieu pour votre vie.

Il est mort à notre place : « Mais Dieu prouve son amour envers nous, en ce que, lorsque nous étions encore des pécheurs, Christ est mort pour nous » (Romains 5. 8).

Il est le seul chemin qui mène à Dieu : « Jésus lui dit : Je suis le chemin, la vérité et la vie. Nul ne vient au Père que par moi » (Jean 14. 6).

Loi N° 4

C'est individuellement que nous devons *recevoir* Christ comme Sauveur et Seigneur, afin de connaître et de faire l'expérience de l'amour et du plan de Dieu pour notre vie.

Nous devons recevoir Christ : « Mais à tous ceux qui l'ont reçue [la Parole, et la Parole c'est Christ], à ceux qui croient en son nom, elle a donné le pouvoir de devenir enfants de Dieu » (Jean 1. 12).

Nous recevons Christ par invitation personnelle : [C'est Christ qui parle] « Voici, je me tiens à la porte, et je frappe. Si quelqu'un entend ma voix et ouvre la porte, j'entrerai chez lui, je souperai avec lui, et lui avec moi » (Apocalypse 3. 20).

Rédigé par Bill Bright, Campus Crusade for Christ (Orlando, Floride : NewLife Publications, 1994).

TABLE DES MATIÈRES

Avant-propos v
Introduction : Est-ce que plus personne n'est heureux ? ix

Première partie
Le diagnostic
Comprendre les émotions nocives

Chapitre 1.
Ce que vous ressentez émotionnellement
détermine la façon dont vous vous sentez
physiquement 3

Chapitre 2.
Des émotions nocives aux maladies mortelles 13

Chapitre 3.
Maîtrisez les hormones du stress ! 25

Chapitre 4.
Les sentiments les plus néfastes pour votre cœur 41

Chapitre 5.
Aïe ! Le lien entre la fureur et la douleur 57

Chapitre 6.
La dépression n'est pas « seulement dans votre tête » ... 75

Chapitre 7.
Le cercle vicieux des sentiments
de culpabilité et de honte 101

Chapitre 8.
La peur, ce poison émotionnel 113

Chapitre 9.
Ces soucis qui nous tuent 125

Chapitre 10.
Les pièges pernicieux que sont
le ressentiment et l'amertume 141

Deuxième partie
L'ordonnance
S'approprier les émotions saines

Chapitre 11.
  Choisir la santé 165
Chapitre 12.
  Substituer la vérité à une façon de penser fautive ... 179
Chapitre 13.
  La puissance purificatrice du pardon 193
Chapitre 14.
  La valeur thérapeutique de la joie 213
Chapitre 15.
  La paix peut affluer, telle un fleuve de santé 233
Chapitre 16.
  Retrouver la vitalité : la relation avec l'amour 253

Annexe A :
  Échelle Holmes-Rahe des événements de la vie 267
Annexe B :
  L'inventaire Novaco sur la colère 271
Annexe C :
  L'échelle Zung d'auto-évaluation de la dépression .. 275

Notes 277
Au sujet de l'auteur 287
Remerciements 289
La prière du salut 291